LD協会・知識の森シリーズ3

愛着障害とは何か

親と子のこころのつながりから考える

宮本信也 著

神奈川LD協会

はじめに

神奈川ＬＤ協会のセミナーで愛着の話をするようになって十年以上が経過しました。当初、参加者の多くは児童相談所の心理士やケースワーカー、役所の保健師さんなど医療・福祉の関係者でした。子ども虐待との関連で皆さん、愛着の問題に関心があったわけです。ところが、この五、六年、参加者の半数以上が学校の先生方、それも特別支援教育にかかわる先生方が多くなってきています。

また、発達障害について広く知られるようになり、特に教育現場において先生方の子どもをみる視点が変わってきました。これまでは子どもの性格の問題、子ども本人の問題と考えられてきましたが、それが持って生まれた特性によるものであるならば、それに見合った対応を考えなければいけないという視点に変わってきたのです。

特別支援教育が始まって十年以上が経過して、日本中でそのような視点、考え方が広まりました。そのなかであらためて学校の先生方が「これって本当に発達障害が原因なの？」という目で子どもたちの特性をみるようになってきました。

このような中、新しい親子の問題、しつけについて、あるいは明らかにしつけの範囲をこえた虐待の問題が意識されるようになってきたのです。

虐待は、以前から教育界でも問題とされてきましたが、子どもたちの心に大きく影響を与えるネグレクト（育児放棄）について特に注目されています。日本ではネグレクトの状態にある子どもたちが少なくありません。ネグレクトは、愛着形成を阻害する最も大きな問題となっており、小児期における心的外傷、トラウマの体験を最近では「小児期の逆境的体験」（ACE：Adverse Childhood Experiences）と呼んでいます。これらは必ずしも親子関係、家庭だけではなく、教育現場やスポーツの指導の場における先生やコーチから受ける罵倒やハラスメントなど、さまざまな場面でも発生しています。

「小児期の逆境的体験」は、子どもたちの成長過程にさまざまな影響を与え、心理行動面だけではなく、たとえば、大人になってがんになる比率が高くなるほど、身体面への影響さえも報告されています。

愛着という言葉は、もともとはほ乳類の子どもと母親が密着することで、子どもの安全を保つ状況に対して使われたといわれていますが、今では子どもと親、特に母親との間につくられる強い情緒的なつながりを指す用語として使われることが多くなっています。親と子どもとの間における愛着形成が阻害される背景にはいろいろなものがあり、その最も深刻なものは前述のとおり子ども虐待です。子ども虐待までいかなくても、親と子どもの物理的距離や心理的距離の拡大が持続する状況は、愛着形成を不安定にしがちです。また、最近は、過剰な教育の強制など、子どもの教育と関連した親の行為を、不適切な対応の視点からとらえる考え方も出てきています。

いずれにしても、心理的な意味での愛着は子どもの自尊心とも密接に関連を持っています。不安定な自己コントロールが、結果として、情緒の不安定さや、自分や他者を攻撃する行為につながります。具体的には、大きな感情起伏、両価的行動（アンビバレントな行動）、自傷・他傷、反社会的行動、摂食障害、解離性障害などがその例です。

本書では、皆さんとともに子どもの心の問題を理解する重要なキーワードとしての愛着障害について考えていきたいと思います。

宮本信也

二〇二〇年一月

目次

第1章

愛着とは

愛着とは

愛着は英語ではアタッチメント（attachment）といいます。イギリスのボウルビィ（精神科医、John Bowlby 一九〇七〜一九九〇）が最初に提唱した概念です。彼はもともとは生物学的視点からこの愛着について述べました。

「子育て」をする動物はいろいろいます。その代表はほ乳類です。鳥類も「子育て」をしますし、最近は恐竜も「子育て」をしていたことが分かってきましたが、基本的にはほ乳類が「子育て」をする動物の中心にあるといえます。ほ乳類の子どもは生まれてからしばらくの間は、食べ物はお母さんのおっぱいしかありません。そのため、ほ乳類には必然的に親の中に子どもを育てることが組み込まれているといえます。

ほ乳類の子どもにとって、自然界の中で母親から長期間物理的に離れることは、ほとんどの場合、死を意味します。なぜなら食べるものがなくなるからです。ほ乳類の赤ちゃんは自分が生まれたあとしばらく親から離れないように、あるいは母親が自分から離れないようにする仕組みを持っています。赤ちゃんが母親から離れない仕組みについてボウルビィは、くっつけるという意味で「アタッチメント」と呼びました。

ボウルビィはヒトを対象とした医学者であり精神科医ですが、ほ乳類の親子関係から発展させてヒトの母子関係における生物学的結びつきについて、愛着という着想を得たのです。たとえば、動物園のサル山に行くと生まれたばかりの赤ちゃんを背中やおなかにくっつけて、お母さんが移動しています。背中ならまだしも、おなかにくっついている場合、赤ちゃんは振り落とされかねません。振り落とされないように赤ちゃんは手足でぎゅっとお母さんの体毛をつかんでいます。

生まれて間もない赤ちゃんが、自分の意思で母親の体毛をつかんでいる。だとすると、赤ちゃんが疲れてしまって手の力が緩んだら、地面に落ちてしまいます。母親のサルは木の上にいますから、相当に高いところから地面に落ちることになり、それは死を意味します。したがって絶対に振り落とされないようにしているのです。それが「把握反射」で、把握は握るという意味で、英語では"grasping reflex"といいます。

これは人間にもあって、生後一、二か月の赤ちゃんの半開きの手のひらをこちらの指で押してあげるとキュッと強く握り返してきます。これが「把握反射」です。この力は、生まれた直後はものすごく強くて、鉄棒に自分でぶら下がれるほどです。しかし、ぶら下がれるほどのこの強さは一日で消えてしまいます。生まれたばかりの赤ちゃんの体重は約三キロですから、生まれた日は自分でその重さをつかまえていられるわけです。自然界の動物たちはその期間がもう少し長いのです。これが愛着行動、アタッチメントの仕組みの一つです。つまり、母親から離れないための力です。

生まれて間もないマウスの赤ちゃんは、母親が自分から物理的に離れて一定時間経過すると、ものすごく甲高い声で鳴きます。これは超音波のためヒトには聞こえません。英語でウルトラ・ソニック・ボイス（Ultra Sonic Voice）、頭文字をとってUSVといい、これを聞くと、母親マウスはどこにいても赤ちゃんのところに飛んで帰ってきます。そして赤ちゃんにピッタリくっつきます。生まれたばかりのマウスはほとんど体毛がないので、母親が密着していないと体温は急速に低下してしまいます。赤ちゃんマウスは体温が一定以下になると鳴くようにできていて、それを聞きつけたお母さんが飛んできてくっついて体温低下を防ぐのです。これもアタッチメント、愛着行動の一つです。

このように愛着行動は、もともとは子どもが自分の生命を守るために仕組まれていた本能的な行動です。人間の赤ちゃんをはじめ、ほ乳類はおなかがすくと泣いて親を求めます。しばらくの間、ほ乳類のお母さんは、赤ちゃんに寄り添っておっぱいをあげるわけです。おっぱいを飲むと赤ちゃんはおなかがいっぱいになって満足します。つまり、おなかがすいたという不快感がおっぱいを飲んで満腹になることで解消されて、満足感が生み出されます。赤ちゃんは不安や不快といった感情が、母親と一緒にいることで和らげられる体験を繰り返すことになります。

自然界の動物の赤ちゃんはそこから、単にこのような生物学的な欲求だけではなく母親といることで精神的な満足感を得て、不安や恐怖や不快感が軽減することを学習していきます。

ボウルビィは、生物学的結びつきから始まったアタッチメントが、最終的には情緒の結びつきにつながっていくところまで発展させて、愛着の概念を説明してみせました。特にヒトの場合、「愛着」「アタッチメント」は生物学的な結びつきというよりは、情緒的な結びつきのことを意味して使われることが一般的になっています。

発達心理の専門家の中には愛着、アタッチメントを情緒のことだけで扱うことに異論を唱える方もいますが、愛着は基本的にはヒトにおいては、子どもにとって自分の安心感・安全感のよりどころ、と考えるのがいちばん分かりやすいでしょう。裏返せば自分の不安・恐怖・不快感を軽くしてくれるもの、ということになります。

愛着は子どもが恐怖や不安、不快感を持ったときにそれを和らげてくれる関係性です。そして、これはそのまま大人になるまでつながっていきます。成人しても不安・恐怖・不快感を感じたときに、自分が愛着を形成している人がそばにいてくれると、特にその人が自分の抱えている不安に直接に介入していなくても、なんとなく安心感を得られます。家庭に帰ると、なんとなくほっとする、落ち着く、というのもこの感覚です。

愛着とは不安・恐怖・不快感を軽減する人との関係性、あるいは安全・安心感が感じられる人との関係性なのです。

愛着という言葉が使われる状況には、たとえば「この万年筆は高校生のときに買ってもらって十年以上使っているので、とても愛着がある」というようなものもありますが、これは、親と子の間で形成される愛着とはまったく別のものです。その万年筆があれば、安心で心が満たされるなどということはあり得ません。ここでの愛着とは単に気に入っている、なじんでいる、ということで、アタッチメントとは別の意味の言葉です。

愛着の安定性

次に「愛着の安定性」について考えていきましょう。自分が安心感を感じられる人はだれでも愛着の対象というわけではありません。特定の人、通常それは母親です。安心感を得られる対象が決まっている場合に愛着は安定します。自分が本当に困ったとき、頭に思い浮かぶ人こそ、その人にとっての安定した愛着対象といえます。

困ったときにだれも思い浮かばないという場合は、愛着が安定していないということになります。頭に浮かべることを「イメージする」と表現しますが、専門的には「内的表象・内的ワーキングモデル」といいます。困ったときに頭に思い浮かぶ人がいるかどうか、もしだれかが思い浮かぶのであれば、その人の内的ワーキングモデルは安定していると考えられます。

愛着の科学的評価（ストレンジ・シチュエーション法）

「困ったとき」に、だれかが頭に思い浮かぶかどうかを調べれば、その人の愛着の状況を評価することができる、ということに注目したアメリカの心理学者、エインズワース（Mary Dinsmore Salter Ainsworth 一九一三〜一九九九）は、愛着に関する科学的評価を行いました。この評価法をストレンジ・シチュエーション法といいます。ストレンジ・シチュエーション法では次のようなことを行います。

二、三歳までの子どもとお母さんに、狭い部屋でおもちゃなどで遊んでもらい、子どもが夢中になって遊んでいる間に気づかれないようにお母さんがそっと部屋の外に出てしまいます。その後、まったく知らない男の人が部屋に入ります。遊んでいた子どもは、ふっとそれに気がつきます。「あれ？」と思ってまわりを見渡すとお母さんがいない、それどころか知らない大人がいる。通常、子どもは恐怖感におそわれます。そこにお母さんが戻ってきます。そのとき子どもがどのような行動をとるかによって、子どもの愛着を評価するのです。評価としては「安定型」と「不安定型」に分けられます。「不安定型」は、さらに「回避型」「抵抗型」の二つのタイプに分類されます。

「安定型」

お母さんが部屋の中に入ってきて、それを認めた瞬間に子どもがお母さんのほうにまっすぐに突進していって、ぶつかるように抱きつきます。そのときに泣くか、泣かないかは、どちらでもかまいません。黙っていても、わあっと大泣きするにしても、この場合はこの子の愛着は安定していると考えます。これが「安定型」です。

お母さんがいなくなって見知らぬ人がいる状況で、子どもは不安と恐怖に満ちていたわけです。そのときお母さんを見つけてまっしぐらに突進するという行動は、自分が不安や恐怖に陥ったときに、この人のところに行けばこの人が何とかしてくれるはずだと思っていることになります。つまり、困ったときに自分を助けてくれるのはこの人だとはっきりと認識していることになります。母親を自分の「安全基地」としてきちんとイメージできているのです。

「不安定型（回避型）（抵抗型）」

一方、「不安定型」ではそれがあまりはっきりしていません。「回避型」は、お母さんをぱっとは見ますが、寄っていかない。寄っていかないどころかお母さんがあれ？　と思って一歩近づくと、むしろ子どものほうはひいてしまう、というような状況になります。「抵抗型」はお母さんを認めてお母さんのほうにぱっと寄っていこうとするのですが、途中で止まってしまう。お母さんのほうをじっと見るのですが、お母さんが一歩近づくと一歩退いたりして、接近と抵抗を繰り返したりします。子どもは母親を安全基地としてはっきりとイメージしていないことになります。

しかし、こういった行動がとられたからといって、すぐに何か問題があるとは限りません。まだ、母親の安全基地としてのイメージがはっきりと確立していないだけとも考えられるからです。もちろん、問題の存在は推測されますが、「不安定型」イコール子どもにとっての重大な問題、と考える必要はありません。

たとえば、出産後、お母さんが仕事など何らかの理由で子どもから離れなくてはいけなくて、その間ずっとおばあちゃんが面倒をみていたとします。仮にそれが一、二年続いていたら、その子はお母さんを見かけてもすぐには抱きつかないかもしれません。母親に対してアンビバレントな感情（ある物事・人物に対して相反する二つの感情を持つ状態）を持っていて、なんであなたはいつも自分のところにいてくれないのだと半分は怒っている状態といえます。おばあちゃんがいれば、そちらに向かう可能性はあるわけです。

だからといってお母さんとその子との間に愛着がまったく形成されていない、まして虐待が行われているということではありません。そういう意味で「回避型」「抵抗型」についても、そのような反応が見られてもすぐに、大きな問題であるとはいえないということになります。

「D型」

エインズワースによって「安定型」と「回避型」「抵抗型」の三つのタイプが報告されましたが、その後、メイン（Mary Main　一九四三〜）という米国の学者が四つ目のタイプを発見しました。それが「D型」（disorganized/disoriented　無秩序・無方向）といわれるものです。それまでの三つのような一貫した方向性を示さないタイプです。「回避型」「抵抗型」には、ある種のパターンが存在しますが、この「D型」は母親を見ても寄っていかず、一見「回避型」のようにもみえます。しかし、一人で立ち上がり、母親のほうに寄っていくのかなと思うと、部屋の中でぐるぐる走り回ったり、ときどきお母さんの横を通って、お母さんにキックしたりする。お母さんが抱っこしようとすると、激しく抵抗してむしろ母親を殴ったりする。お母さんが手を離すと、ぱっと遠くに離れて行って遊びだすなど、とにかく一貫性がない行動をみせます。この「D型」の場合は愛着形成が阻害されているという大きな問題を抱えている可能性が高いことが分かっています。

大人の愛着タイプ

愛着の概念は、今では成長した大人になった際のケースも研究されており、それをタイプに分け評価するための調査法として成人愛着面接＝アダルト・アタッチメント・インタビュー（AAI：Adult Attachment Interview）があります。子どもの愛着タイプで「D型」の存在に言及したメインらによって開発されました。

愛着関係は大人になっても続きます。基本的には、大人になると子どもの時のような愛着状況は見えなくなりますが、それは愛着行動がなくなってしまうのではなく、隠れてしまうだけなのです。大人になっても自分の親に対するある種の思いは存在し続けます。その内容を調査することで、その人の愛着形成がどのような過程を経てなされてきたかある程度推測できる、とされています。

手法としては、自分と親との関係を思い出し、それについて話してもらい、その際、話した内容や対象者の表情、感情のあらわれかたなどを観察して総合的に評価するというものです。それにより大人に対しても、愛着形成の評価が可能となったのです。

大人の愛着タイプにも「安定型」と「不安定型」があり、「不安定型」はさらにその内容から「軽視型」「とらわれ型」「未解決型」に分類されています。

「安定型」

「安定型」は混乱を生じることなく自身の親との関係を思い出すことができます。ただし、これは親との関係が必ずしも良好だったということを意味するものでは決してありません。たとえば「うちの父親は結構厳しくて、宿題をやらないといつも怒られて、叩かれることがあった」という記憶が語られるとき、今でも父親の仕打ちを許せない気持ちは強いが、自分も怠けることもあったから、父親はきちんと勉強をさせようと思ってそうしていたんだろうと、叩かれたことを受け止めて語られる場合で、その人と親との関係は安定していると考えられます。

「軽視型」

一方、不安定型のうち「軽視型」は、親との関係をまったく思い出せないわけではないけれど、ほとんど内容がないというものです。それはどんな親子でも同じようなことではないか、という程度のことぐらいしか話が出てこないタイプです。別の言い方をすれば、思い出したくないことがあるということになります。

「とらわれ型」

「とらわれ型」は親との関係に葛藤があって、一貫性のない語りとなります。たとえば両親が共働きで、普段はあまり家におらず、本当はもっと遊んでほしかったという思いをずっと抱えていて、大人になってもその思いは消えず、思い出すとちょっと怒りがわいてくるようなケースです。虐待を受けたわけではありませんし、時間があるときは相手をしてくれていたけれど、なんとなく「○○ちゃんの家はいいなあ」という思いをずっと抱えているような場合です。

それなりに両親のことを受け入れてはいるけれど、子ども時代はずっとよその家がうらやましいと思っていた、その気持ちには、一貫性があるように思えますが、その人から発せられる言葉を聞いていると第三者としては、よいと思っているのか、思っていないのかがよく分かりません。でも、本人の気持ちについてさらに深く掘り下げて考えていくと「ああ、そうなんだ」と納得することができる、そのようなケースです。

「未解決型」

「未解決型」は何らかの理由で親との関係に傷ついていて、思い出したくないのではなく、思い出せない、トラウマになっているという状態です。「軽視型」と重なりますが、語られる内容は理解しにくく、非現実的なものとなります。

たとえば「毎日厳しく怒られ叩かれて、ひどい場合にはご飯を抜かされたり、外に放り出された、でも、そういうことはあったけれど、そういうふうに育ててもらったから今の自分があるのでとても感謝しています」など、とても理解できないものです。

もちろん「未解決型」の人すべてが大人としての生活状況が安定していないということではありません。相対的に、本人の現在の状況も踏まえた上でどのタイプに属するかと判断していきます。

大人の愛着について注意しておきたいこと

　これら大人の愛着についての概念は、人との関係性に関する心理特性の理解へと発展していきます。しかしながら、親密な対人関係以外では愛着という言葉は使われません。ときには、子どもと保護者以外の大人、大人と大人との関係性において愛着が述べられることがありますが、そこには多少の無理が生じます。たとえば虐待を受けた子どもが施設に行って、施設の職員が愛着の対象になり得るかというと、それには無理があります。

　子どもたちを支援する側の大人が、愛着の対象になるというような誤解をしてはいけません。支援する側の大人と子どもの関係性は、どこかで切れることになります。ですから、逆にある種の距離感を持つことがとても大事なのです。

　学校の先生方がこの問題に巻き込まれるケースもとても多いようです。虐待を受けていても、そのまま家庭にいて学校に通っている子がほとんどです。たとえば性的虐待を受けた子どもから、養護教諭や担任の先生がそのことを打ち明けられると、先生たちの気持ちは揺さぶられます。何とかしてあげなくてはという思いに駆られます。でも、最後は対処しきれなくなって、結果的にその子から距離を置くことになってしまい、その子は二度目の心のトラウマを受けます。先生方には、そのことに気をつけていただきたいと思います。親子関係のような親密な関係性以外で愛着という概念を用いることは、必ずしも適切ではないのです。

第2章

愛着形成と愛着の発達

愛着行動と絆　アタッチメントとボンディング

　ボウルビィの研究以降は、親子の心の結びつきは、愛着・アタッチメントで形成されるとされてきましたが、最近ではもう一つの要素があるといわれています。それは絆《きずな》＝ボンディング(bonding)です。

　アタッチメントは、基本的に子どもから親への働きかけで、それに対して親が応える形で子どもが安心感、安全感を感じて、親子の情緒の結びつきが強固になっていくという図式です。

　一方、ボンディングは、親から子への働きかけです。子どもの行動に対する親の反応ではなく、子どもからのアクションがない状況においても無条件で子どもに対する肯定的な感情やケアをしたいと思う欲求、動機付けが生じる、それをボンディングと呼びます。

　子どもが親のそばにいると、子どもからは愛着行動が出ます。これは、子が親に対して安全・安心感の基地として接近し、それらを確保しようとする本能的な反射行動です。それに親が適切に応答するのが応答行動です。

　一方、親から子への適切な絆行動は、子どもが何もしていなくても、話しかけたり抱っこしたり一緒に遊んだりと、親の側から手を出して、それに子どもが適切に応答していく、このや

愛着行動
・子から親(安全・安心感の基地)へ
・接近や引き寄せにより、安全・安心感を確保しようとする行動
・親が適切に応えることで、愛着が成り立つ

絆　ボンディング
・親から子へ
・子どもに対する肯定的な感情や接近・ケア欲求
・愛着行動への応答ではなく、親からの自発的情緒

愛着行動とそれへの応答→子どもの安心感維持・親の充足感→ボンディングの増強→肯定的育児行動と子の反応→親の絆感維持・子の充足感→愛着形成

図1　愛着行動と絆

りとりがボンディングです。ボンディングは、愛着行動への応答ではなく、親からの自発的情緒から成り立ちます。

だれが何といっても世界の中で自分の子が一番かわいいと思う感情、昼間起きているときはいろいろと騒いで大変だったけれども、寝顔を見ているとやっぱり「いとおしい」と、うっとりして「この子を守ってあげなくちゃ」と心から思う気持ち、これがボンディングです。

この感情も、ほ乳類にはある程度備わっているといわれています。たとえば、ネコ科の動物の毛づくろい。赤ちゃんがいると、子どもから要求されるわけでもないのに自然にやさしくなめて、毛づくろいをしてしまう。この行為もボンディングに近いといわれています。

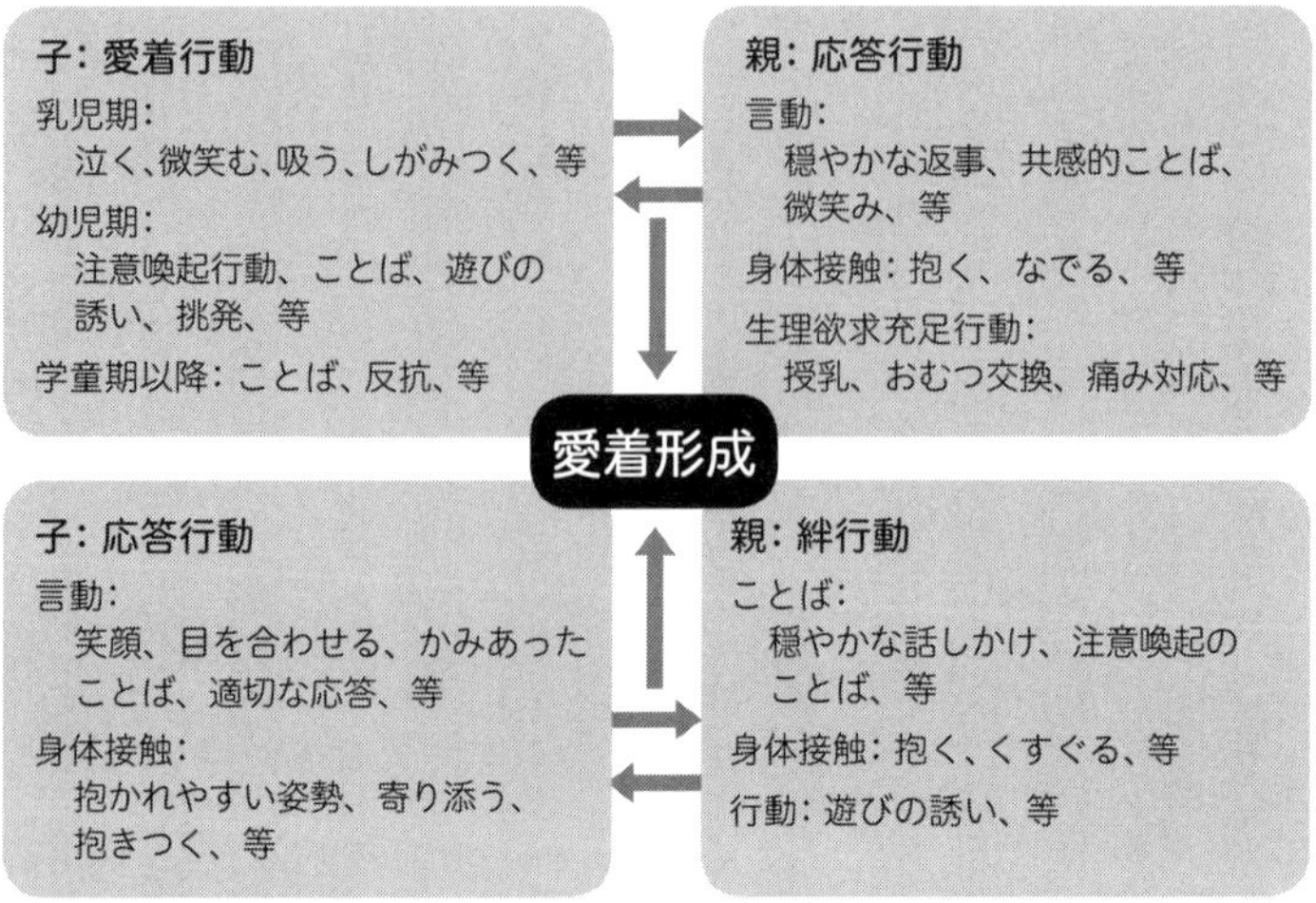

図2　愛着の形成

アタッチメントとボンディング、この両者のやりとりが愛着を形成するというのが、現在の考え方の主流です。

一次的愛着

自分が本当に困ったときに最初に頭に思い浮かぶ人を一次的愛着対象といいます。通常は母親がその対象となります。生まれたてのほ乳類の赤ちゃんにとって命のもととなるものは、お母さんのおっぱいしかないわけですから当然のことです。

特定の人が一次的愛着対象になるには、その人が子どもに対して次の三つの役割を果たしていることが必須となります。

①養育者の役割　子どもの生物学的な欲求、

空腹、痛み、寂しさ、等に適切に応答する（**身体・情緒・精神的欲求への応答**）

②**保護者の役割**　子どもを危険から守る（**安全の確保**）

③**指導者の役割**　子どもが困ったときに適切にその答えを出せる（**環境に関する情報提供と限界設定**）

これら三つの役割を果たすことによって愛着は形成されていきます。

ときには、周囲の人間が親子の愛着形成に対して支援しなければいけない事態が発生することがあります。たとえば、低出生体重児の事例です。特に超低出生体重児、生まれたときの体重が一、〇〇〇グラム未満の赤ちゃんの場合、生まれてから退院するまでに何か月も母親とは物理的に離されることになります。そこで、多くの病院では、親子の愛着形成を育むために、毎日でも母親に病院に来てもらい、可能な範囲で子どもの世話をするように働きかけます。

一、〇〇〇グラム未満の乳児だと呼吸も上手にできないことが多いので人工呼吸器をつけ、母乳も飲めないため、栄養は経管栄養となります。家庭での状況とはまったく異なります。

通常の形での授乳は一切できず、母子のふれあいは少なくなります。新生児医療を担当しているスタッフは、救命を第一に考えるのはもちろんですが、加えて退院した後の親子関係がスムーズに形成されるような配慮を行うことも重要なこととして認識しなければなりません。

そこで、愛着対象になるための先ほどの三つの役割を果たすように、お母さんにアドバイスをすることが大事だと、私は医師や看護師の方々に対して伝えています。低出生体重児でなくても、子どもが発達する段階で、なんとなく愛着形成がうまくいっていないな、と感じた場合にも、そのお母さんにこの三つの役割について説明をすることは、大切なことです。

愛着の発達

乳児期

日本では一歳までを乳児といいますが、欧米では二歳までをインファント（Infant）と呼ぶことが多いようです。インファントの語源は「歩けない子ども」で、日本人の感覚でいうと、一歳半健診くらいの感覚といえます。この時期が、ちょうど一次的愛着形成の時期となります。何の条件もなくケアされる存在としての乳児に、身体的、情緒的な満足感を与えてあげることが大切な時期です。一次的愛着は、乳児と養育者双方に、準備、期待、実現性があると、最適に形成されます。

幼児期

二歳以降、五歳ぐらいまでの幼児期に、母親以外の家族との愛着が形成されます。一番の存在は父親、あるいは父親的な人との関係です。乳児期には、父親がいくらおむつを替えたとしても、一次的愛着者であるお母さんの存在にはかないません。子どもが父親を愛着対象として認めるには、母親と自分との関係を助けてくれる存在として父親を承認するこの時期まで待たねばならないのです。この時期に、父親が母親を罵倒したり暴力を振るったり、いわゆるＤＶの状況があった場合には、その父親は愛着対象とはなり得ません。

学童期

六歳から十二、三歳の学童期に、愛着機能の内面化が始まります。この時期は、家族のほか、通常は友だち関係にも目がいくようになります。幼稚園、保育所のときは「明日一緒に遊ぼう」と友だちと約束をしていても、当日になってお母さんが買い物に行くから一緒に行こうというと、あっさりと友だちとの約束は反故《ほご》にされます。

それが、小学生になって学年が進むと、お母さんが買い物に一緒に行こうと誘っても、遊ぶ約束をしているからと友だちとの関係を優先するようになります。これが愛着機能の内面化です。これは子どもが健全に成長していることのあらわれでもあります。

愛着機能の内面化は、親との関係がしっかりしているというベースがあって初めてあらわれます。この安心感があるからこそ、子どもは一時的に母親から離れることができます。といっても、小学生の間は家族と一緒に動くことが中心で、夏休みの思い出なども、ほとんどは家族と出かけたこと、ということになります。

青年期

青年期は、十二、三歳から二三、四歳、中学生から大学卒業までの年代を指します。この時期になると一次愛着機能が内在化してしまいます。内面化の段階では、愛着機能がみえかくれしていて、家族との関係を優先、大事にする気配がみえます。内面化に対し内在化では、家族の気配がまったくみえなくなります。家族よりも仲間関係を大切にするようになる、これも健全な成長の証《あかし》です。

成人期

成人して大人になると愛着機能の成熟の時期となり、通常は特定のパートナーができて、パートナーとの間にできた子どもとの愛着形成に移っていきます。子育ては、自分の子どもの時の育てられ方に影響を受けるといわれています。これを愛着の世代間伝達といいます。

愛着の世代間伝達

親から受けたような子育てを子どももするといっても、これは実のところそれほど単純なことではありません。自分の親からしてもらってよかったと思うことは同じようにするけれど、嫌だと感じたことについてはそれを反面教師としてとらえて、自分の子どもには違った対応をすることもあります。

しかし、虐待を受けて育った子どもは、同じように自分の子どもにも虐待してしまう「虐待の連鎖」が話題になりました。不安を抱いている虐待経験者の方に多く出会いますが、この点についてはっきりといっておきたいのは、必ずしも連鎖が起こるとは限らないということです。残念ながらそうなることもありますが、いわれるほど多くはありません。虐待経験を経た大人の三分の一が虐待する親になるというアメリカの古い調査結果がありますが、逆にいえば三分の二は連鎖はしないということです。親から虐待を受けた子でも、虐待をする親にならないほうが圧倒的に多いのです。

愛着の世代間伝達からこのことを考えてみます。自分と親との間の愛着形成の過程でどのようなことがあったか、それ自体が問題ではないのです。重要なことは、その問題を自分の人生の中に適切に意味づけられているかどうか、なのです。

例をあげてみましょう。たとえば、父親に何度も殴られたことがあり、成人した今から思えば虐待を受けていたとしか思えない。それは許せないことだし、父親の顔は今でも見たくない。何年間も音信不通、会いたいという気持ちもない。けれども、父親の当時の状況を考えてみると、会社でいろいろなことがあって、酒に逃げる日々で、いわゆる酒乱だったのだろう。彼は、あのときはあのような人生しか生きられなかったのだろう。でも、それは私の人生とは別なものだ、と考えている。そんな人がいるとします。ある意味冷たいかもしれませんが、親を客観視して自分の頭の中で整理している、それができていることが大切なのです。その整理ができていれば、その人は、自分の子どもを殴るような親にはなりません。

負の連鎖を教育の現場で断ち切る

このように自分が虐待を受けていても、自分が親の立場になったときに、その事実を自分の中で整理できているかどうかが大切なのですが、そこで負の連鎖を断ち切るための経験としてあげられるのが、虐待を受けた人が成長の過程のどこかで、信じられる大人と出会っているかどうかということです。これはとても重要なことです。

親以外の大人は愛着対象にはならないし、愛着形成の代わりも務められませんが「大人ってみんな悪い人ばかりではない、信頼できる大人もいるんだ」と思えるような人と出会い、人間が信じられるようになることで、虐待経験者は負の連鎖から抜け出せることが多いといえるでしょう。

学校現場でも、先生自身が虐待を受けている子どもの愛着対象になる必要はありませんし、元々それは無理なことなのですが「世の中には信用していい大人がたくさんいるのだ」と、子どもに実感させてあげることができるはずですし、それが教師の役割であるともいえます。ぜひ、そういう存在になれるように力を注いでもらいたいのです。

同年代の友人ではその役割を果たせません。なぜなら、大人からひどい目にずっとあわされてきたわけですから、そのような大人ばかりではないということを証明できるのは大人しかいないのです。被虐待児と出会ったときの教育現場における教師の役割として、このような存在の大人となることがとても重要です。

第3章

愛着障害の基本的理解

愛着が傷つくとき 1

図3から愛着形成の障害について考えていきます。「子の愛着行動」に対する「親の応答行動」、「親の絆行動」に対する「子の応答行動」、これらに問題がある場合、愛着形成に障害が生じることが理解できると思います。

●子どもの愛着行動に問題がなく、それに対する親の応答が不適切な場合

子どもが泣いたり微笑んだりして親の注意をひこうとしているのに、親がそれに対して、ついい怒鳴ったり怒ったり叩いたりしてしまうことがあるかもしれません。ただし、それが日常的なものとなった場合は虐待の視点で考える必要が出てきます。

●親の絆行動が普通にあるが、子どもがぐずったり、逃げたりしてしまう場合

親は子に穏やかに話しかけ、適度な接触を心がけているにもかかわらず、子どもは泣いたり怒ったり無反応だったりする、このような子ども側の応答行動が適切でないケースで一番考えられるのが、その子が自閉スペクトラム症（ASD）であるケースです。

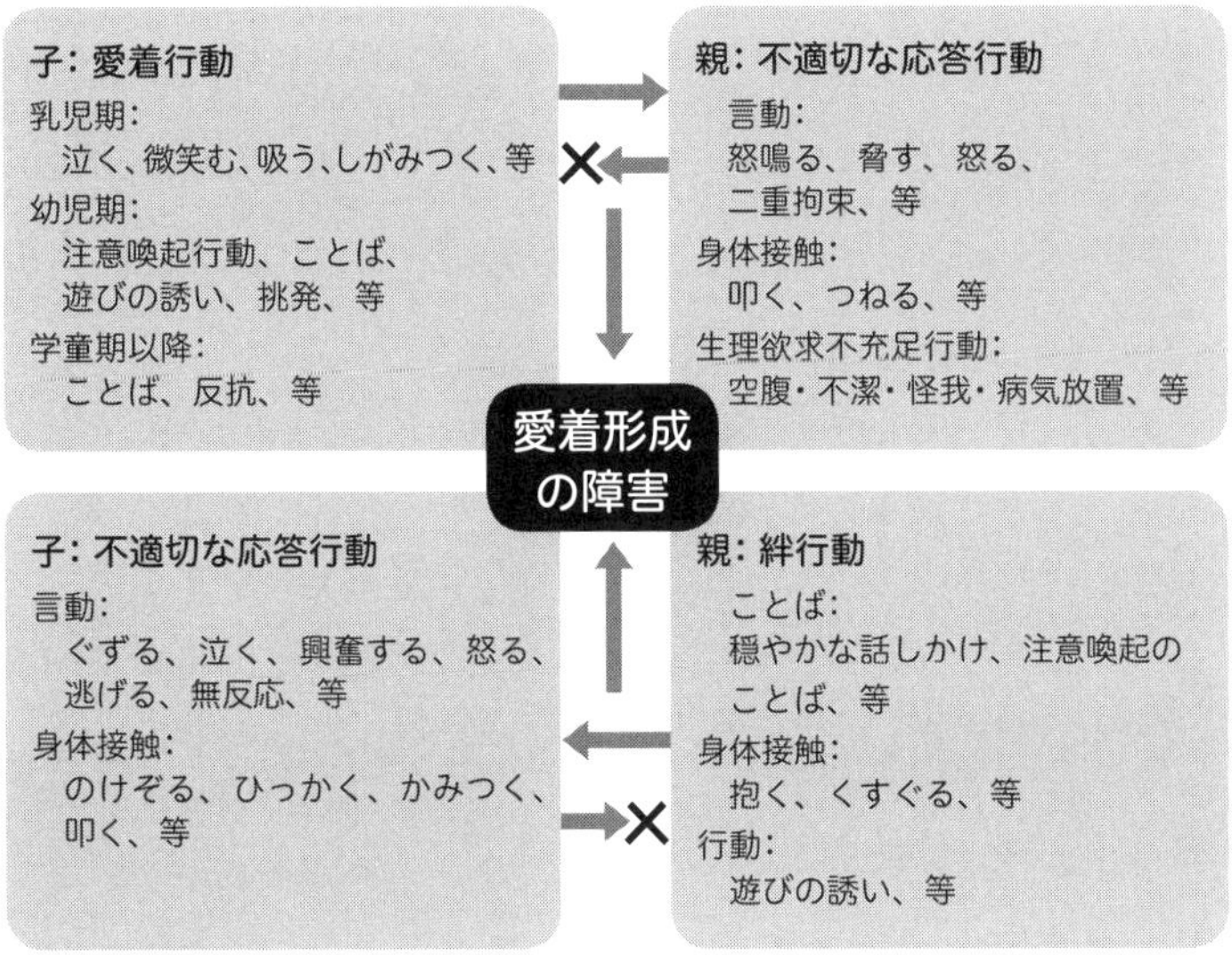

図3　愛着が傷つくとき1

愛着が傷つくとき 2

次に図4から考えていきます。

「親の適切な応答行動」に対する「子の不適切な愛着行動」、「子の適切な応答行動」に対する「親の不適切な対応行動」から愛着が傷つくときを考えます。

●子どもの不適切な愛着行動に対して、最初は適切な反応をしていた親が、徐々に不適切な応答行動になっていく場合

反抗が続くなど子どもの側からの愛着行動そのものが不適切で、それに対し親は最初は適切な応答行動をしているのですが、常に子の不適切な愛着行動に接している

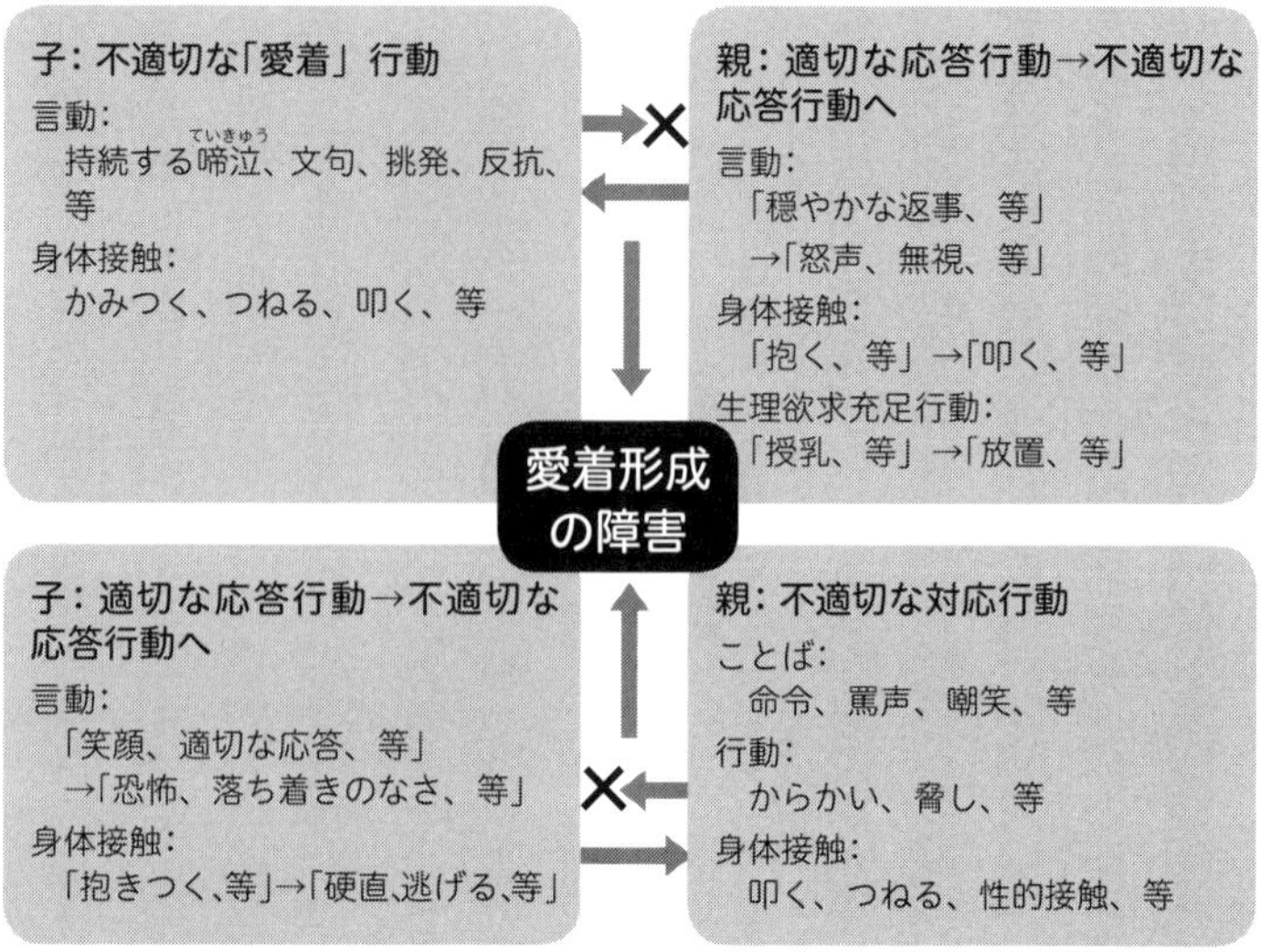

図４　愛着が傷つくとき２

うちに、だんだんと親の側も不適切な応答行動に変わっていくというケースです。子ども側に要因があると考えられる場合、その多くはＡＳＤが原因ということがあります。

発達障害のあるお子さんの不適切な愛着行動に対して、親は最初は適切な対応に務めていても、子ども側の不適切な愛着行動がエスカレートするにしたがって、親の応答行動も不適切なものになっていくことについて考えてみましょう。

一九五〇～六〇年代のころの話ですが、自閉症は母親のかかわりが悪いために子どもの心が閉ざされてしまう、とされていました。自閉症の子の親子関係を観察すると、子どもにあまり話しかけない、子どもとあまり遊ばない母親が多いと。しかし、それは母親がいくら働きかけても、子どもが反応しないことが原因であることが分かりました。結果とその原因について見誤っていたといえます。

発達障害の子との親子関係を見ると、このパターンが少なくありません。表面だけを見て虐待だととらえてしまうと、一方的な見方となってしまい、解決への道が遠のいてしまうので注意が必要です。ただし、この状況が愛着形成に影響を与えることは事実ですので、親子双方への適切な対応が必要となります。

ただし、発達障害だけが愛着形成の阻害の要因とはかぎりません。たとえば、生まれつき対人緊張が強く、人見知りが激しくて保育所、幼稚園、学校になかなかなじまないという子もいます。そのような子どももこのケースに陥りやすいでしょう。ＡＳＤや注意欠如・多動症（ＡＤＨＤ）と診断されていなくても、不適切な愛着行動を子どもがとることがあることに留意するとよいでしょう。

●親の不適切な対応行動が続くことによって、適切な応答行動を行っていた子が徐々に不適切な応答行動になっていく場合

逆に親が不適切な対応行動を続けていると、適切に応答していた子どもが、だんだんと不適切な応答行動になる、というケースもあります。ここでも愛着障害が生じ、具体的な結果として、虐待につながっていきます。親に明らかな精神疾患がある場合なども、同様のケースが考えられ、愛着形成に影響を与えます。

以上、親子の関係性から愛着が傷ついていく例をあげましたが、要は、愛着は親子双方の関係性で形成されていくもの、ということを正確に理解することが必要だということです。

愛着形成が阻害される背景

愛着形成が阻害される背景を軽度、中等度、重度と分類し、その背景について考えてみます(図5)。

軽度とは親子の物理的関係が阻害されているものです。種々の要因、たとえば母親の病気、父親の仕事の関係、あるいは、子どもが長期の入院をしていて、長期間離れて生活している、などという状態が考えられます。

軽度

- 環境要因による親子の物理的関係の阻害
  - 親：種々の要因による長期不在
  - 子：長期入院など

中等度

- 親子の心理的距離の拡大
  - 親：自分を優先するライフスタイル
  - 子：愛着行動を乏しくさせる特性（ASDなど）

重度

- ネグレクト
- 子ども虐待

図5　愛着形成が阻害される背景

子どもの長期入院といっても、乳幼児期の一年間の入院と中学生の一年間の入院とでは意味はまったく違うので、当然、愛着形成の阻害の要因となるのは乳幼児期での入院ということになります。

軽度は、親子の間に気持ちのつながりがある状況で、なんらかの形で物理的な面をカバーする方法や配慮を考えることにより、愛着形成に与える影響を抑えることができます。

中等度は親子の心理的距離の拡大による愛着の阻害です。物理的距離の問題ではなく、一緒に家にいるにもかかわらず、親と子どもの心の間が離れている、というような状態です。代表的な例として、親が子どもではなく自分を優先させるライフスタイルをとっているケースがあげられます。

重度はネグレクトと虐待です。

自分を優先させる保護者

私たちが特に注意しなければいけないのは「中等度」の状況といえます。表面化されやすい虐待の状況と違い、親が自分のライフスタイルを優先させることによって生じる、中等度の愛着形成の障害の状況は、外側からはとても気づきにくいので、このケースは私たちが想像している以上に多く存在すると考えられます。

自分を優先させる保護者について考えてみましょう。仕事優先、自分の楽しみ優先、自分の感情優先、それらのために子どもを自分から遠ざける言動をとってしまうような保護者、こんなことが想像できます。このように言葉にすると「確かによくないよね」と感じると思いますが、これらが、形になって分かりやすく外に表れてくることはごくまれです。

また「自分の楽しみが優先」は、パチンコに子どもを連れていく親の例を考えると、イメージできるでしょう。実際によくある話です。パチンコは子どもにとって楽しくもなんともない。それでも子どもを一人家に置いていくのは、かわいそうだからと、パチンコに連れていく。一緒に外に出るのなら、公園へ連れていけばいいではないか、と多くの人は言いたくなるでしょう。

あるとき、学校の現場では手に負えないということで、小学三年生のADHDの男の子が私の外来に連れてこられました。離席どころか教室からもしょっちゅう抜け出して、校内をうろうろしたり、他のクラスの教室に入ったりしてしまうとのことでした。「校内をうろうろする」とか「授業中のよその教室に入り込む」と聞いて私は、「これはADHDだけの問題ではない」と思いました。

さらに校庭の花壇の花を一本ずつ引き抜いていったということも聞きました。この行動は、虐待が関係しているという可能性が高いと推測ができました。生き物に対する残酷な行いと、虐待との関連性は非常に高いものがあるからです。

しかし、両親も交えての話の中でも、まったく虐待の様子はみえてきませんでした。逆に、ご両親がお子さんに愛情を持っていることも把握できました。それでも、子どもの状態をみると、明らかに愛着形成の問題を示していました。

ご両親からさまざまな話を聞いていくと、二人は共にクラシック音楽が好きで、夫婦で音楽グループに入っており、週に一度、一緒に練習に参加していて、発表会が近づくとほぼ毎日練習に出かけていくということが分かりました。その子が三、四歳のころから、常に音楽グループの練習に連れていって、練習の間は、お菓子やおもちゃ、絵本などを与えて「待っててね」と一人にしていたといいます。

小学三年生のそのときまでそれをずっと続けていたそうです。これは明らかなネグレクトといえます。自分たちの楽しみを優先し、子どものことがみえなくなっている状況です。

親が自分の趣味に子どもを付き合わせることはいくらでもあります。私も子どもを連れて山に行ったことはあります。でも、肝心なのは親子が一緒にそれをやるということです。でも、音楽をやっているのは自分たちだけで、子どもにはいろいろモノは与えるけれど、結局は離れたところで一人で待たせておくわけです。一度や二度ならまだしも、何年にもわたって繰り返されたところに問題があります。

そのとき、子どもの心に残るのは「お父さんとお母さんにとって、自分は、結局二番目、三番目の存在なんだ」ということです。加えて、ＡＤＨＤの傾向もあって、いろいろと抑制もきかなくなってくる中で、さまざまな問題行動があらわれたのです。

この子に対しては、薬も処方しましたが、問題行動があらわれた根本的な原因をご両親に説明しました。ご両親はとてもよく理解されて、ご自分たちの行動、ライフスタイルの優先を改めたところ、その子の問題行動は半年でなくなりました。

こういう例は意外に多くあるのですが、そのことは容易にはみえてきません。ほとんどが最初は発達障害とみなされて外来に連れてこられます。もちろん発達障害があることも多いのですが、中等度の心理的距離の問題は、今の例のように親の言動も含めて多重的に影響していることが多いのです。

自分の感情優先、気持ちが優先というのは分かると思います。子どもが忘れ物をするとか、片づけをしないとか、宿題をやらないとか……。

先日もADHDのお子さんを連れてこられた親御さんから開口一番、「先生、子どもをやる気にさせるにはどうすればいいんですか」と問いかけられました。その子は小学五年生でしたが、四年生ぐらいから宿題をほとんどやらなくなって、五年生からはまったくやらなくなったというのです。いくらやれと言ってもやらない。どうすればやりますか、とおっしゃる。

そういう子たちにあまり理屈をいっても仕方がないので「日本の小学校は宿題をやることになっているのだからやりたくないのは分かるけど、しょうがないじゃない。やるしかないよ。お父さんもお母さんもそうやって宿題をやってきたんだから、とお話ししたらどうですか」と言ったら、そのお父さんお母さん二人とも「あ、それはだめだ」とおっしゃる。「私たち宿題、全然やったことないから」と言うのです。

自分たちだって小学校の時に全然宿題をやったことがないのに、子どもにやらせようとしてなぜ躍起になっているのか。それは、お子さんが宿題をやらないと自分の気持ちが落ち着かないからなんです。毎日、それをがみがみ言っていたら、やはり子どもにはあまりいい影響を与えません。

子どもを自分から遠ざける言動、これは分かりにくいのではないでしょうか。典型的な例は子どもを寄宿舎のある学校に入れる。子どものためといいながら、実際には子どもを手元に置きたくない、つまり、実際には親が自分を優先させているのにもかかわらず、子どものためという説明をする、ですから自分たちにも問題がみえてこないのです。

子どもへの教育の押し付け、塾、習い事など家庭外の生活……。子どもたちに塾や習い事について尋ねると、サッカー、プール、習字、そろばん、と答え、月曜日から土曜日までほとんど埋まっていることが多くあります。

親御さんは半分言い訳がましく「これ全部、自分でやりたい、と言ったんですよ」と言いますが、そんなはずは絶対ない。そう言わせているのです。もちろん、みんなが塾や習い事に行っているから、そこが半分友達と遊ぶ場所になっているという状況もあるでしょう。

さまざまな子どもが私の外来に多く来るのですが、親御さんには「本人に向いていないものや本人が嫌がっているものは早くやめたほうがいいですよ」と言っています。子どもの習い事は、本人が興味のあるものや向いているものを探して、いやいや続けさせないほうがいい、ということをよく話しています。

習い事をやるときはどんなに割引があっても、先に一年分月謝を払ってはいけない。一年分払ったら親は何としても一年先まではやらせようと考えるでしょう。一番短い月謝を払うのが原則です。

子どもたちの心がなんとなくすさんでいるのは、こうしたことが影響しているのかもしれません。

親のありよう

「親のありよう」と愛着の形成について考えてみます（図6）。「ごく普通の親」「ちょっと勘違いしている親」「少し気を付けなければいけないところがある親」「危ない親」「不適切な対応をする親」「虐待する親」とさまざまなタイプの親がいます。

子どもを愛し、ほめたり、時には叱ったり悩んだり、これが「普通の親」として私たちが認識をしているもので、だれもが自分のことをその範疇《はんちゅう》に入れているでしょう。

「普通」の親

・子どもを愛し、ほめたり叱ったり、悩んだり

ちょっと勘違いしている親

・与えることで満足、自己の満足感を子どもの満足感と混同

少し気をつけなければいけない親

・個人的自己実現が常に優先（仕事主義など）

危ない親

・自分の楽しみが子どもより優先

不適切な対応をする親

・自分の感情が優先

虐待する親

・自分のことしか考えられない（体罰肯定）

図6　親のありよう

「ちょっと勘違いしている親」も結構います。私自身もこの部類に入ると思います。長女が大学入学の際に引っ越しの準備をしているとき、子ども時代のアルバムが出てきました。それは、三歳のころ、東京ディズニーランドに連れていったときのものでした。娘に「このときにあなたはミッキーマウスのことをすごく好きになったんだよね」と私が話しかけると、娘は「ばっかみたい。全然記憶にないわ。何も覚えていない。そんなときに、どうして連れていったの？」と返されました。

そのとおりで、ディズニーランドは娘が行きたかったのではなく、実は、私が連れていきたかったのです。自分の満足感を子どもの満足と混同してしまっているのです。ディズ

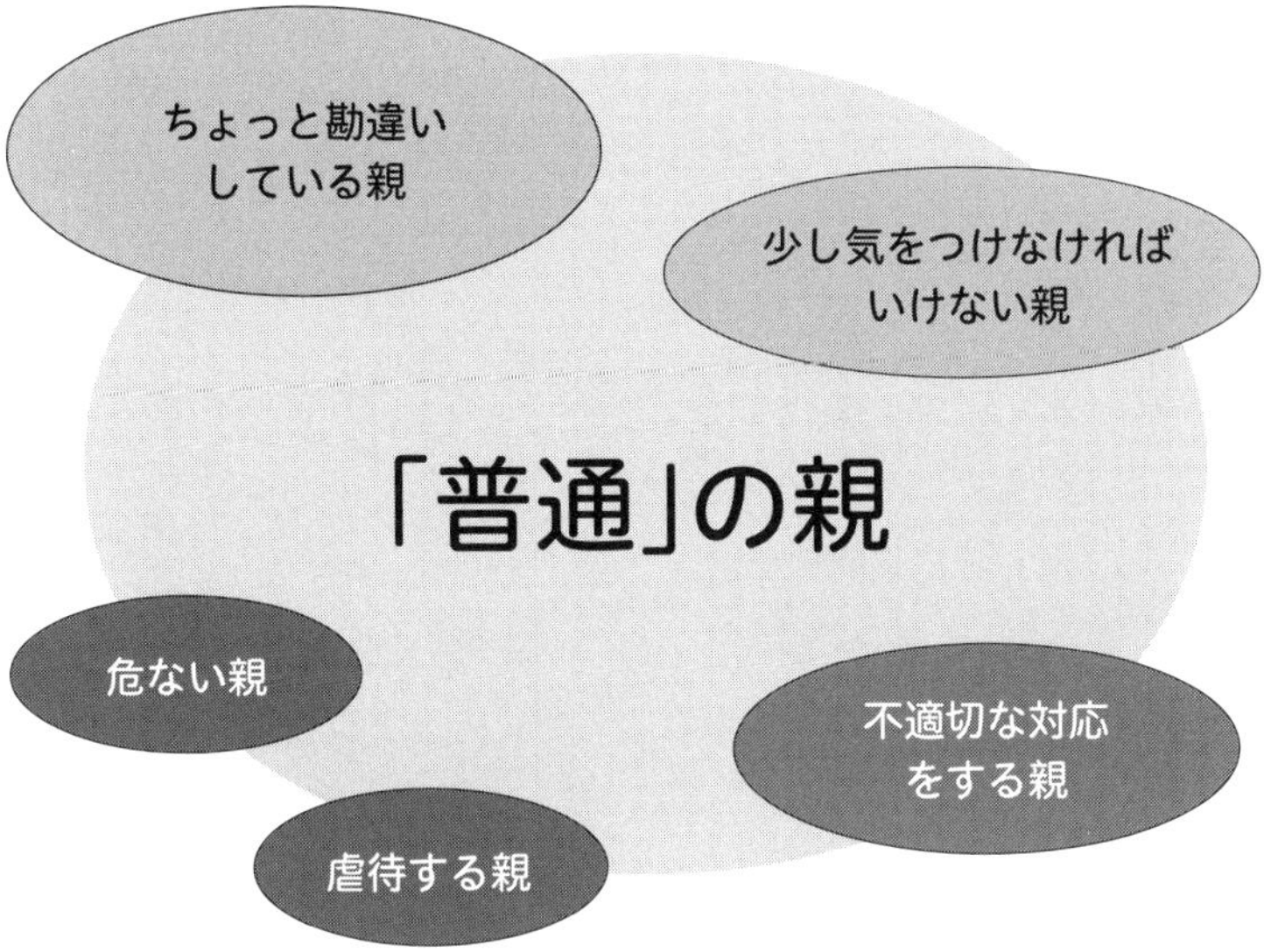

図７　「親のありよう」の６例

ニーランドは、子どもとしては一方的に遊ばされる場所ですから、三歳の娘にとっては、近くの公園のほうが自分で遊ぶことができる、満足できる遊び場だったといえます。

作文表現教育の第一人者で、子どもたちに作文の書き方を指導する多くの著作もある宮川俊彦先生は「今の子どもたちはなんでも与えられていて、とても満ち足りている。でも、行き過ぎた満足からは、不満しか生まれない」とおっしゃっています。つまり、多くのものが与えられていることから、自分が何をしたいのかが分からなくなってしまう、ということです。「ちょっと勘違いしている親」の私のように、ディズニーランドのようなお仕着せが続くと、子どもは何かものたりなさを感じるようになってしまうのです。

「親のありよう」の例を六例あげましたが、図7はそれぞれが独立しているのではなく、私たちの中に、これらの親の顔が重なって存在するということです。幸いなことに私たちは、普段は「普通の親」の顔が一番大きく、なんとかできているのだといえます。

時には思わず感情的に怒鳴ってしまったり、あるいは、何かを買い与えて子どもの喜んでいる様子を見て、親としての自己満足に浸ってしまったりする。こういうことは、私たちに普通にあることです。さまざまな親のありよう、それを頭に入れておくことはとても大事なことです。

虐待をしている保護者に対応する場合、彼らは今「虐待する親」の顔が大きくなってしまっているので、別の部分の顔が大きくなるように支援しなければなりません。

たとえば、不適切な対応をやめさせようと考えるのではなく、子どもに対するより望ましいかかわり方を伝えることに力を注ぐとよいでしょう。

第4章

「教育」と関連する虐待状況

教育虐待（教育と関連する不適切状況）

教育に関連する虐待は、どういった状況で生じるのか、また、不適切な教育対応が愛着の形成に問題を生み出すメカニズムについて考えていきます。

教育虐待（Educational Abuse）とは、教育の強制、過剰な強制の継続をいいます。叱りながらの教育法といい換えてもよいでしょう。たとえば、幼い子どもに毎日勉強をさせたり、明らかに難解な学習を子どもに強要するなどがあげられます。

教育ネグレクト

教育ネグレクト（Educational Neglect）」とは、教育の剥奪をいいます。代表的なのは、学校に行かせないというものです。

学齢期の子どもの家庭内での虐待における死亡事件の多くの場合、その数週間は学校に行っていません。学校側が家庭に連絡すると、具合が悪いとか、親せきの家にしばらく行っているなど、保護者からは、往々にしてそのような答えが返ってきますが、実際には、家から外に出さないようにして、子どもに対して暴力が続けられていたということが多くあります。生徒が

・教育に関する過剰な強制の継続

・成績不良に対する過度の叱責

・子どもが自信をなくすような教え方

・叱りながら行う教育

・子どもの年齢、能力、学習スタイルに合わない教育内容の強制

図8　教育虐待

一週間以上学校を休んでいたら、関係者は子どもの家庭を訪問し、少なくとも子どもの顔を見るなどの確認をしなければいけません。

子どもに適切な教育を受けさせる義務が親にはあります。義務教育の「義務」を「子どもが学校に行く義務」と誤解している人がいますが、そうではなくてそれは「親の義務」です。教育を受けさせる義務を果たしていない状況が教育ネグレクトなのです。

最近では教育ネグレクトについて、さらに広くとらえられるようになってきています。一人ひとりの子どもに適した教育を考えないことが教育ネグレクトだという考え方です。これについては、欧米と日本では、まだ大きな差があるようです。

欧米では、子どもに発達障害や知的障害があると分かったら、個別に必要な教育プランが立てられます。もし親が「うちの子は普通教育でやってほしい。そのような特殊な教育は必要ありません」と拒否したら、逆にその親は虐待で訴えられます。子どもに

・子どもに適切な教育を受けさせる義務を、その義務を有する人(一般には保護者) が果たしていない状況
・学校に行かせない
・子どもに適した教育を受けさせない
・子どもの怠学を放置している

図9　教育ネグレクト

適した教育を受けさせる義務をその親は果たしていない、とされます。さらに、子どもの怠学の放置、たとえば学校に行きたくないとゲームセンターに一日入り浸っている子どもを放っておくこと、それも欧米では虐待ととらえられます。わが国でも、少しずつですが同様の認識が定着し始めています。

教育虐待と教育ネグレクト

教育虐待も教育ネグレクトもどちらも適切な教育を受ける子どもの権利を侵害しているということでは区別の必要はありません。

両方をあわせて、不適切な教育対応と呼んでもいいのではないでしょうか。たとえば、日本では、虐待とネグレクトをあわせて児童虐待、または子ども虐待とよんでいますが、WHOは両方をあわせて「チャイルド・マルトリートメント(Child Maltreatment)」と呼んでいます。この「チャイルド・マルト

リートメント」は、「不適切な養育」と訳されているので、教育虐待と教育ネグレクトをあわせて不適切な教育とよんでもいいのではないかと思います。

不適切な教育対応が愛着問題を生じさせることもあります。どういうことかというと、基本的に自分と合わない教育を受け続けている、あるいは自分に合う教育を受けさせてもらえていない子どもは、その教育から達成感や充実感を感じられない状況が長く続くということです。その状況は、子どもに対して「自分は大切にされていない」と感じさせる結果となり、そうした環境をつくっている親に対して、ネガティブな感情が高まっていくのです。その結果、愛着形成が阻害されることになります。

発達障害のある子どもと不適切な教育対応

発達障害のある子どもに対して不適切な教育対応がとられることも多くあり、その背景には、発達障害と診断された子に対する、保護者や教育者の熱意と誤解による養育があげられます。保護者や教育者の間違った思い込みから、訓練・教育の押し付け・強制が繰り返されてしまうというものです（図10）。

もう一つは子どもの特性と関連した不適切な養育です。発達障害があると、育児の負担が増

ネグレクト

・学習上の課題を抱えている子どもを支援しない
・学習を阻害する状況にある子どもを支援しない

消極的ネグレクト

・子どもが自信を持てるような働きかけをしない
・子どもの長所を活かせない教育
・子どもの年齢、能力、学習スタイルに合わない教育
・子どもの気持ちや考え方に配慮しない教育

図10　不適切な教育対応－1

して、子どもに対する注意や叱責が増えてきます。また、子どもが発達障害を持っている場合、同じ特徴を親も持っていることが多く、不適切な養育行動が行われます。不適切な養育行動は、そのまま不適切な教育対応につながるのです（図11）。

不適切な教育対応の背景

先ほど熱意と誤解と表現しましたが、子どもに障害があると分かったとき、ほとんどの保護者は「可能な限りなんとかしてあげたい」と考えます。当然なことです。教育者も同じ思いに駆られます。

特に、知的な障害がないといわれた場合「知的な遅れがないのであれば、教え方で他の子と同じようになれるはず」と多くの保護者が期待します。今から三十年ほど前、学習障害（ＬＤ：Learning Disabilities）が関心を

心理的虐待
- 威圧的な姿勢で行う教育
- 成績不良時の強い叱責
- 子どもが自信をなくすような教育
- 子どもを叱りながら行う教育
- 子どもを差別する言動(性別などで)
- 子どもの気持ちを傷つけるような言動

身体的虐待
- 子どもを叩いて行う教育
- 学習成績不良時の体罰

図 11　不適切な教育対応－2

集めはじめたときに、多くの保護者がさまざまな学習法に期待をかけました。

しかし、専門家からも適切な情報が発信されていませんでした。文字の読み書きに関する学習障害のある子に対して、その教え方をいくら工夫しても、ほかの子と同じように読み書きができるようにはならないのです。「ほかの子と同じになる」というのは、完全な誤解です。

知的な遅れがない＝正常だという言葉が誤解を生じさせてしまったのです。

親としては、「なんとかなるはず」と思ってしまい、教える側も「なんとかしてあげなくては」という思いに駆られてしまい、子どもに対していろいろなことをやらせてしまっていたわけです。

たとえば同じ計算を何回も何回もやらせると、

そのときは計算ができたようにみえます。でも、一週間後に同じ問題を出題すると、またできない。保護者は「やらせるとできるのだけれど、すぐ忘れるんです」と訴えます。でもそれは違います。忘れるのではなく、そもそも計算のメカニズムが理解できていないのです。理解していないことは定着しません。

計算問題は繰り返しやると、そのときはできるようになります。反復学習は、表面上はできるように見えるものなのです。でも根本的な数に対する認識、意味が分かっていなければ、問題の形式が変わると答えは出せなくなります。すると、親はまだ訓練が足りないと思い、また同じことを強制し、繰り返し子どもにやらせます。このようにして、子どもに対する配慮に欠ける教育が継続されてしまうのです。

不適切な教育対応で注意しなければならないのは、子どももまわりの大人も一生懸命にやっているように見えるので、周囲からはあまり問題点が気づかれないということです。表面的には、子どもが頑張った成果が実ったように見えるので余計に問題視されにくくなります。

私が経験した事例を紹介します。その子は高校一年生、特別支援学校に通っていました。彼には猛烈な家庭内暴力がありました。ちょっとしたことでもキレて暴れまくり、家の中のものを壊したり、両親を殴ったり蹴ったりしていました。この子が親を殴るときに何と言って殴るのか……。

「ボクの時間を返せ！」

そう言って親を殴っていたそうです。この子には軽度の知的障害がありました。ＩＱでいうと五〇～六〇の間だったと思います。その障害については小学生のときにはすでに把握されていました。ご両親は一生懸命に「この子を何とかしよう」と教育に励みました。塾にも行かせました。その子はとても素直な子で、言われれば言われたとおりにする性格でした。

親としても「やればできる子」と思えたわけです。でも学習の内容は定着せず、家庭でのハードな勉強が繰り返されました。中学までずっとそれをやり続けて、とうとう高校で破綻してしまい、家庭内の暴力が始まってしまったのです。

「ボクの時間を返せ。あれもやりたかった、これもやりたかった。でも、勉強、勉強で何もできなかった」と訴えたわけです。

とても切ないことだと思いました。保護者も子どもも一生懸命だっただけなのですが……。子どもがそこまで追い込まれ、暴力行為に及ぶまでに行動の変化を与えてしまったことについては、これらの対応は虐待の範疇《はんちゅう》、少なくとも不適切な教育対応ととらえなければいけません。

以上のことは、教育の現場も含めて、発達障害などを持つ子の周辺で起こりがちなことです。

「頑張ること」の表面的な成果に目を奪われずに、十分にその子の障害を配慮した上で評価をしなければなりません。

「教育」に関連する虐待の状況、不適切な教育対応は、状況によって「ネグレクト」あるいは「心理的虐待」「身体的虐待」に整理され、通常の虐待の概念と同様にとらえることが可能です。

第5章

愛着障害から生じる心と行動の問題

愛着の障害に伴いやすい心の問題

愛着の障害に伴う心の問題について、発達段階ごとに考えてみます。ここでは、発達の段階を幼児期、学童期、青年期、成人期に分類します。これらの時期に、共通する心の問題は心的外傷後ストレス障害（PTSD）です（図12参照）。

幼児期はどちらかというと対人行動、学童期は個人の行動の問題、青年期になると反社会的、非社会的な問題、不安症候群や抑うつ症候群など神経症的な問題もあらわれてきます。成人期では人格レベルの問題、犯罪も加わります。

子ども虐待に熱心に取り組んでいる精神科の医師から「子ども虐待の問題を未然に解決できるようになれば、警察と精神科医はかなり暇になるでしょう」と言われたことがありますが、確かにそのとおりだと思います。

諸外国ではこのことに関する社会的コストの試算が行われていて、子ども虐待をリアルタイムで完全に解決しておけば、それを放置した場合にその後にかかるコストはものすごく軽減できるという結果が出ており、子ども虐待の対応には予算をかけるべき、という意識が欧米では既に広がりつつあります。

幼児期

- 反応性アタッチメント障害、脱抑制型対人交流障害、ADHD様行動
- 発達遅滞、言語問題(語彙・統語)
- PTSD

学童期

- 反抗挑発症、学力の問題
- PTSD

青年期

- 間欠爆発症、素行症、性的逸脱行為、摂食障害
- 不安症群、解離症群、抑うつ障害群
- PTSD

成人期

- 犯罪、境界型・反社会的人格障害、嗜癖性関連障害
- PTSD

図12　愛着の障害に伴いやすい心の問題

虐待の種類と子どもが示す行動の特徴

虐待の種類と子どもが示す行動の特徴には、一定の関連性があります。身体的虐待を受けている子どもは、身体的な暴力的問題を起こしやすいし、心理的虐待を受けている子どもたちは、自己防衛的で神経症的になりやすい。性的虐待を受けている子どもは、性的な行動が多くなります。ネグレクトを受けている子どもは、非行に走りがちな傾向にあります。非行といっても多くの場合、最初は学校の備品や友だちのものを黙って持っていってしまうようなことです。それがみつかっても、もらったとか拾ったとか、

落ち着きがない：多動、注意転導性
集団逸脱行動：集団から外れる、入ってこない
乱暴：すぐに手が出る、加減をしない
年齢不相応の対人行動
- 大人にまとわりつく、同年代と遊ばない
- 強い警戒心

不自然な愛着行動
- 保護者がいるときはまとわりつき後追いもするが、いなくなると態度が急変

食行動問題：過食、盗食、異食、反芻《はんすう》
痛みがあると思われる状況なのに平気
身辺の衛生に無頓着（失禁しても平気など）

図 13　愛着形成に問題のある幼児の行動特徴

すぐに分かるようなウソを言います。ウソというよりも言い逃れ、口実のたぐいの作話と言ったほうが正確かもしれません。

小学生で単独で盗みとウソを繰り返す子どもがいたら、その背景には愛着の形成の障害が関連している可能性が極めて高いといえます。私がかかわった盗難とウソに関する相談の背景には、すべての例に虐待が存在していました。その内容は、表面上は見えにくいネグレクトや、心理的な言葉の暴力がほとんどでした。

ポイントは一人でやっている、つまり不良グループ、非行グループのような仲間に入っての行動ではないというところです。一人で繰り返すのが特徴です。

さらに、愛着形成に問題のある子どもの具体的な行動特徴を考えます。

愛着形成に問題のある幼児の行動特徴

愛着形成に問題のある子どもの行動特徴を図13にまとめました。一番多くみられるのが、「落ち着きがない」「集団逸脱行動」「乱暴」といったADHDのような行動がみられるタイプで、次に続くのが「年齢不相応の対人行動」です。これは「反応性アタッチメント」といわれるもので、後ほど詳しく説明します。

「不自然な愛着行動」とは、保護者がいるときといないときで態度が全然違うというものです。

「食行動問題」とは、過食や、ほかの子のものを盗ってしまう盗み食い、さらに食べ物でないものを食べる異食とか、食べたものを口まで戻し、自己嘔吐という形で頻回に吐いてしまう反芻《はんすう》などをいいます。

反応性アタッチメント障害／反応性愛着障害

愛着形成に問題がある幼児の行動特徴のうち、年齢不相応の対人行動について解説します。この対人行動には二つの診断名が付けられています。一つは「反応性アタッチメント障害（R

A．成人保育者に対する抑制された打ち解けない態度の持続；以下の 2つで示される

1. 苦痛を感じているときに助けをほとんど求めない
2. 苦痛を感じているときに慰め、和らげられてもほとんど反応しない

B．対人交流の持続的な問題；以下の 2 つ以上で特徴付けられる

1. 人に対して最小限の応答しかしない
2. 喜び・好意などのポジティブ感情を示すことが少ない
3. 理由もなくイライラしたり、悲しんだり、おびえたりすることがある。成人保育者との穏やかなやりとりのときにも見られる

C．著しく不適切な養育を受けてきている。以下の 1 つ以上に該当する

1. 社会的なネグレクト状況や刺激剥奪状況。安らぎを与える情緒的働きかけの持続的な欠如
2. 安定した愛着が形成されない頻回の養育者の交替。（頻回の里親交替など）
3. 選択的な愛着が形成されないような状況での養育。（保育者が少ない施設での養育など）

D．基準 Cの状況が、基準 Aの問題の原因と推測される。（基準 Aに見られる問題が、基準 Cの状況の後に出現しているなど）

E．自閉症スペクトラム障害には該当しない

F．問題は、5歳以前から出現している

G．子どもは、9か月齢以上の発達段階にある

（DSM-5.2013）

図 14　反応性アタッチメント障害／反応性愛着障害　診断基準概要

AD：Reactive Attachment Disorder)」といわれるもので、警戒心が強く、まったく人に気を許さない、どんなに困っていてもまわりの人に助けをもとめないといったタイプです（図14）。

このタイプの子どもの背景として、著しく不適切な養育があげられます。具体的には社会的なネグレクト、頻回にわたる養育者の交代、施設における不適切な養育などです。

脱抑制型対人交流障害

もう一つの診断名が「脱抑制型対人交流障害（Disinhibited Social Engagement Disorder)」で、これはだれにでもべたべたするというタイプです。障害としては、こちらのほうが圧倒的に多いといわれています。

「脱抑制型対人交流障害」についても、その背景には、反応性アタッチメント障害と同様、社会的なネグレクト、頻回にわたる養育者の交代、施設における不適切な養育の環境等の問題が存在します。その判断基準に身体的、心理的、性的な虐待はありません。それらが原因でこの障害は起こり得ないということです。なぜなら、身体的虐待も心理的虐待、ましてや性的虐待においては、虐待する加害者と子どもは何らかの形で接触、やりとりがあります。一方で、ネグレクトは育児放棄の状態のことを言います。やりとりが一切ない。そのことが、子どもの

A．見知らぬ成人に対する積極的な接近行動の持続。以下の２つ以上で示される

1. 見知らぬ成人への接近に遠慮がほとんどない
2. 過剰に馴れ馴れしい言葉や身体接触行動（子どもの文化や年齢相当の行動を逸脱している）
3. 通常とは違う状況で、どこかへ連れ出されても成人に状況を尋ねることをほとんどしない
4. 見知らぬ成人と一緒に出かけることにためらいをほとんど示さない

B．基準 Aの行動は、（ADHDのような）衝動性によるものではないが、抑制の取れた対人行動を含む

C．著しく不適切な養育を受けてきている。以下の１つ以上に該当する

1. 社会的なネグレクト状況や刺激剥奪状況。安らぎを与える情緒的働きかけの持続的な欠如
2. 安定した愛着が形成されない頻回の養育者の交替（頻回の里親交替など）
3. 選択的な愛着が形成されないような状況での養育（保育者が少ない施設での養育など）

D．基準 Cの状況が、基準 Aの問題の原因と推測される。（基準 Aに見られる問題が、基準 Cの状況の後に出現しているなど）

E．子どもは、9か月齢以上の発達段階にある

図 15　脱抑制型対人交流障害　診断基準概要

心の発達に大きな影響を与えているのです。

私たちは殴る、蹴る、骨が折れた、ケガをさせたということに対して、より注目します。子どもの命を考えるとそれは当然のことですが、一方ネグレクトに関しては少し様子をみてみようかと思いがちです。しかし、子どもの心の発達を考えると、身体的、心理的、性的虐待に劣らず深刻であるといえるのです。

第三章で、愛着形成を阻害する要因として、自分のライフスタイルを優先する保護者について触れ、表面上は、それはほとんどの場合、問題としてみえていないものの、結果的にネグレクトとして子どもに多大なる影響を与えていることを説明しました。教育現場の先生方もネグレクトと愛着の問題とかかわらせて、保護者にアドバイスができるよう、関心を持ってもらいたいと思います。

愛着形成に問題のある思春期の行動特徴

次に、学童期から青年期の間で「思春期」と呼ばれている時期の愛着形成に問題のある子どもたちの行動特徴について考えていきます。

この時期の行動の特徴を図16にまとめました。「学校内での問題行動」は集団行動、あるいは学校の規範から外れるような行動を指します。「教師・大人への態度の問題」は、反抗的な行動、主に虚言です。ウソには作話と虚言の二つのタイプがあります。作話はその場しのぎの言い逃れや口実、虚言は相手をだます意図でつくウソです。作話は、その場その場を何とか逃れようとするためのものなので、口から出まかせ、思いついたことを適当に言います。したがって明らかにウソと分かるものが多いのですが、こちらが疑っている様子をみせたり「違うでしょ」と言っても、子どもは頑固に「本当だ」と言い張ります。そこから逃れようと必死だからです。

それに対し虚言は相手をだまそうとする意図があるので、こちらが疑っていることが分かると、疑われないように話を変えようとします。これが作話と虚言の大きな違いです。保護者が「この子、よくウソをつくんです」という場合のウソのほとんどは作話のほうです。

「衝動的、攻撃的な言動」とありますが、暴力には言葉の暴力も含まれます。また器物破壊、動植物、生きものへの残酷な行為も含まれます。このような行為の対象には虫、小動物をイメージしがちですが、植物も対象となります。家庭内で厳しい状況にある子は残酷なことをします。私がかかわった子どもの中には、教室の水槽で飼っていた金魚を一匹ずつ握りつぶしていく子がいました。だれが考えても、その子の心がかなりすさんでいるだろうことは、分かると思い

学校内での問題行動
・離席、抜け出し、集団行動をとらない、怠学、不登校
教師・大人への態度の問題
・指示に従わない、反抗的、虚言
衝動的・攻撃的な言動
・多動、突発的行動、暴力、友人とのトラブル、器物破壊、動植物への残酷な行為
非行行為
・盗み、徘徊、家出、喫煙、飲酒
抑うつ的言動
・希死的ことば、希死的行動
性的虐待に特に認められやすい問題
・非行、性的逸脱行為、
・不定愁訴、無気力、不活発、成績低下

図 16　愛着形成に問題のある思春期の行動特徴

ます。

そして「非行行為」。思春期中期になると、盗みとウソにとどまらず、徘徊、家出、喫煙、飲酒などが加わります。いわゆる非行少年・不良少年といわれる子どもたちは盛り場やゲームセンター、コンビニ等にたむろします。一方で虐待を受けている子どもは、人のいないところへ行くのが特徴です。以前、相談を受けた小学五年生の子どももよく家出をするとのことで、だいたい一晩で帰ってくるようでしたが、「どこに行っていたの？」と尋ねると、家の裏山にある神社で一人で過ごしていた、とのことでした。これを繰り返しているとなると、そこにある

彼からのメッセージはただ一つ「家にいたくない」ということでしょう。だれもいない明かりもついていない神社に一晩いたほうが家にいるよりもまだまし、そう思えるくらい家にいたくない何かがあるということになります。

もちろん盛り場に行く場合もあります。特に性的虐待を受けているような女の子はその傾向があります。盛り場では、だれかが声をかけて世話をしてくれることが分かっているからです。「抑うつ的言動」は、希死的な言葉、行動に走ることです。わが国は非行少年の自殺が多いといわれています。彼らの暴走行為や、自棄的に発せられる「死んでもかまわない」などの言葉は、逆にそれだけ自分が大切にされていない、大切にされた体験がなかったことに対するメッセージともいえます。非行少年や犯罪を犯している人たちの成育歴を見ると、虐待を受けた体験や愛着形成に問題を抱えていた状況であることが少なくありません。

わが国の少年院を対象にした法務省の調査によると、少年院入所経験者のおよそ四人に三人が被虐待児だとする結果が出ています。

さらに、アメリカで一九九六年にMaxfieldらによって報告された、被虐待児九〇八人を対象にした二〇年以上にわたる追跡調査によれば、被虐待経験者の二人に一人が軽犯罪、五人に一人が傷害罪や殺人罪を犯した、との結果が出ています。

「性的虐待に特に認められやすい問題」として代表的なものは性的逸脱行為です。これは思春期以降の場合で、それ以前の体の小さい子どもの場合は「性化行動」といって、性的な色彩を帯びた言葉や行動を見せるのが特徴です。

性的虐待を受けた子どもは幼児でも、大人にすり寄って抱きついてきたり、股間をこすりつけたりする等、性的な行動をするということがよくあります。残念ながら幼児に対する性的虐待は跡を絶ちません。私が今まで対応した悲惨な例には一歳十か月の女の子で、膣裂傷で入院というものがありますが、加害者は父親でした。

思春期以降ですと主なものは売春行為となります。それは、女性にとって精神的な自殺行為だといわれますが、そのような自分を大事にしない行為に走るということは、つまり自分が大切にされた経験がないということの裏返しなのです。

子ども虐待体験と反社会的行動

先ほどのアメリカにおける調査結果に加えて言及するならば、性的虐待を受けて加害者になるのは圧倒的に男子が多く、女子はまた被害者になっていきます。売春をすることも見方によっては、被害者だといえるでしょう。欧米ではそのようにとらえられています。

男児が性的虐待を受けて混乱することの一つに、同性から被害を受けているということがあります。同性からの性的虐待を受けているために性同一性に混乱をきたしてしまい、そこから性加害者になっていくということがあります。

心的外傷後ストレス障害（DSM-5における変更）

どの年齢にも共通して見られるのがPTSDです。広く知られている言葉ですが、正確には心的外傷後ストレス障害—Post Traumatic Stress Disorder—の頭文字です。

PTSDの診断基準は、二〇一四年に発行されたアメリカ精神医学会による精神疾患手引書『精神障害の診断と統計の手引』の第五版（DSM-5）によって大幅に改訂されました。多少専門的な話になりますが、参考のためにそれまでの第四版（DSM-Ⅳ）から第五版（DSM-5）の変更点を図17にまとめました。

これらの表から、二〇一三年以前とDSM-5とではずいぶん表現が変わっているのが分かると思います。

二〇一三年以前にPTSDについて勉強された読者は、左側にある用語の「再体験」という言葉をよく耳にしたと思います。日本でPTSDという用語が一般的に広まるようになったの

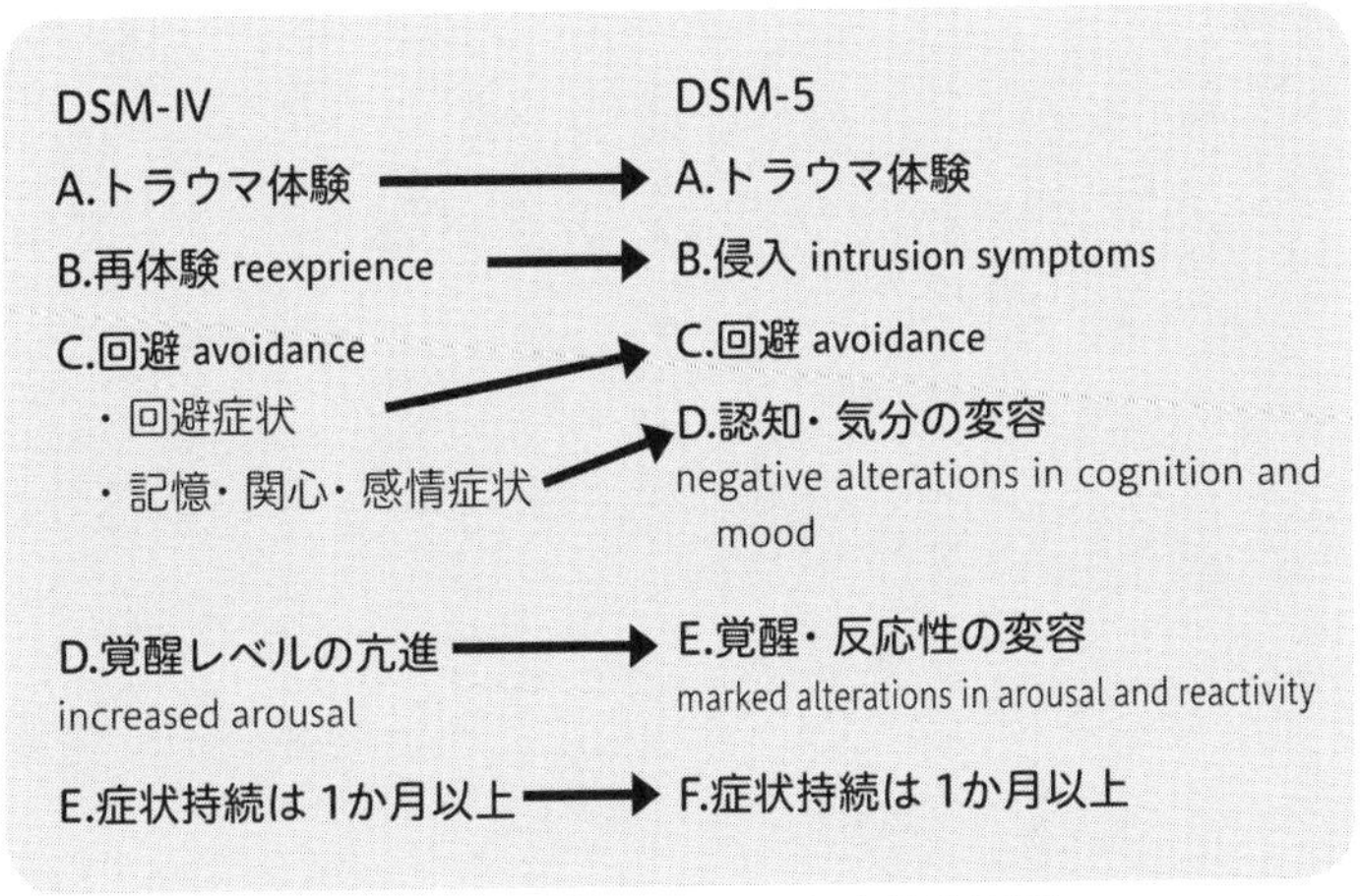

図 17　心的外傷後ストレス障害：DSM-5における変更

は、阪神淡路大震災のときからです。

そのとき「地震ごっこ」という言葉がよく聞かれました。子どもたちが「地震ごっこ」をするのは「再体験」の症状で、トラウマを受けるとトラウマに関連した遊びをするようになる。そういう遊びをすることで、子どもたちは自分たちの気持ちを整理して落ち着けようとしている、だから「地震ごっこ」は止めてはいけない、というものでした。この考え方は現在では、全面的に否定されています。むしろ「最もしてはいけないこと」とされています。

トラウマを受けた場合、早い段階で被害者にそれについて語らせたほうがいい、とかつてはされていたのです。これを心理的デブリーフィング（debriefing）と言います。外傷を負った患部が汚れているとき、傷口を洗ってきれいにすることをデブリーフィングと呼びますが、体験者自身がトラウマ体験を語ることも心理的デブリーフィングといいます。

これはアメリカの消防士の体験に基づくものです。消防署の隊員はトラウマ体験をすることが多いので、その体験を語らせることが精神に安定を与えるとされていたのです。

ところが、一般的には必ずしもそうではないことが分かってきました。トラウマについて語らせるのは、むしろ、逆効果で、事態を深刻化させることもあるということが報告されてきています。

阪神淡路大震災の際、被災した子どもたちに、地震が起きたときの絵を描かせたりしました。しかし、そういったことを大人の側から働きかけてはいけない、子どもたちの自発的な行為であれば止める必要はないけれど「それをしなさい」と大人が子どもにやらせるのはよくない、というのがDSM‐5以降の考え方です。

「再体験」は、言葉を変えればフラッシュバックです。ある男の子の例ですが、阪神淡路大震災が起きて半年以上たって、テレビの刑事ドラマを見ていたとき、救急車やパトカーが走り回っている場面で、その音を聞いているだけで地震のことが思い出されて、パニックになってしまいました。地震の後、神戸の街をいろいろな車が走り回っていた、その光景がよみがえったというのです。これが「再体験」です。

その人のトラウマとして思い出したくないことが、よみがえってしまう。記憶が頭の中に入ってしまう「再体験」は、あたかも自分が今、そのことをやっているように見えますが、それは、「再体験」ではなく「侵入」であるというのが新しい考え方です。嫌な記憶が侵入してくる、と言葉の表現が変わりました。

PTSDの症状

PTSDについてDSM‐5に沿って説明していきます。図18のA～Fを参照してください。A「トラウマ体験」がベースになって、前述したB「侵入」が起こり、トラウマ記憶が繰り返し頭の中に自分の意思とは無関係によみがえってしまう。C「回避」はトラウマに関連する事柄を意識的に、あるいは無意識に避けるようになることで、たとえば東日本大震災の後、津波に遭遇した被災者が海やプールに行けなくなってしまった、というのは感覚的に考えても自然なことで、水に入るのがとても怖くなるでしょう。これは意識的な回避です。

無意識な回避もあります。水に入るのではなく、朝起きて顔を洗っているときもドキドキと動悸がする、なぜか分からないけれど、顔を洗うとドキドキしてしょうがない、といった場合、

A.トラウマ体験

・身体的危険、強い恐怖感などを感じさせるできごとの体験

B.侵入

・トラウマの苦痛な記憶の反復、フラッシュバックなど

C.回避

・トラウマと関連する事柄を避けるなど

D.認知・気分の変容(=陰性気分+解離)

・不合理な自責感、意欲の減退、健忘など

E.覚醒・反応性の変容

・過度な驚愕など

F.症状持続は1か月以上

図18　心的外傷後ストレス障害

その人が津波の被害に遭ったことが分かっていれば、津波に巻き込まれて顔に水がかかったその感覚が、顔を洗うだけでよみがえってしまうことによる回避の症状なのだと理解できます。

もし症状が軽ければその理由が理解できるよう、本人にていねいに説明するだけでその症状はなくなります。それでも症状がなくならないようであれば、薬を使うことになります。

D「認知・気分の変容（=陰性気分+解離）」とありますが、陰性気分とは、気持ちの落ち込み、ネガティブな感情や思考、不合理な自責感、何もしたくない、といったことであり、それによって解離は、自分の心や体のコントロールが自分から離れてしまっている状態をいいます。

この解離の状況でよく見られるのがいわゆる健

忘です。津波に遭ったことは覚えているけれど、津波に遭ったときに自分がどこにいたのかまったく思い出せない、という状態です。頭に外傷を負ったわけでもないのですが、その前後の記憶が飛んでしまうのです。

E「覚醒・反応性の変容」に〝過度な驚愕〟とありますが、死ぬほどの体験をしたことによって、身体が常に危機体制に入って緊張してしまって、いつまた何かが起こるのではないか、とびくびくしたまま緊張がほぐれなくなってしまっている状況です。虐待を受けていた子どもには、この覚醒レベルの心理状態であることがよく見られます。ちょっとしたしぐさや言葉がけ、こちらの対応でもパニックになってしまいます。反射的に相手を攻撃する子もいます。攻撃をされると思っているから、それに対しては、逃げるかじっと固まってしまうか、あるいはやり返すしかないからです。そのメカニズムが分かっていないと、周囲からは「すぐにキレる子」というレッテルが貼られてしまいます。

以上が、DSM-5に記載されている大人も含めた一般的な心的外傷後ストレス障害の症状です。

子どもにみられる侵入症状

次に、子どもを中心とした場合の心的外傷後ストレス障害の症状について、考えていきます。まず「侵入」です。これは、きっかけがあることもあれば、きっかけなしにいきなり症状があらわれることがあります。きっかけのないケース、いきなりのフラッシュバックは、周辺の人たちからはなかなかそれを理解してもらえません。突然、パニックになり、興奮して人が変わったようになってしまったり、現実ではないことを言いだしたりします。

突然のパニックについて注意しなくてはいけないことは、その子に発達障害がある場合は、それが、PTSDの症状ではないこともあるということです。ASDのある子どもが起こすパニックはPTSDの症状ではありません。ASDのある子のパニックは、本人が不安になるようなきっかけから起こる不安発作です。そのような子がパニックを起こしたときには、いかに安心させ不安の増大を抑えるかが対応のコツになります。

PTSDによるパニックへの対応はどうすればよいか。ここでは、ASDのある子のパニックへの対応とあわせて、考えていきます。

まず、子どもがパニックになったときに、何かを口走ることがよくあります。その言葉によって、本人のパニックの背景・原因がはっきりしてきます。

私がかかわった子どもで特別支援学校の高等部二年生のＡＳＤのある子がいます。ＩＱは五〇くらいで、簡単な会話ができました。この子は学校や自宅でときどきパニックを起こします。自分が思うようにいかないときやお母さんのちょっとした一言でパニックになります。

二年ほど前から、パニックになった際、彼が何かぶつぶつ言っているということに母親が気がつきました。それまでは、ものすごく暴力的になっていたので、母親も自分の身を守ることに必死で、そのつぶやきに耳を傾ける余裕がありませんでした。投薬などによって症状が徐々に落ち着いてきたときですが、彼が暴れて母親につかみかかりながら「あげません、あげません」と言っているのが聞き取れたそうです。

最初は意味が分からなかったのですが、そのうちにハッと気がついたそうです。その子は紙に対するこだわりがあって、紙を見るとほしくてしょうがなくなる。特にティッシュペーパーが大好きで、見つけると「ちょうだい、ちょうだい」とものすごくしつこく要求していたそうです。母親は「じゃあ、二枚だけね」と言ってあげていました。

学校でも同様でしたが、担任の先生から何度も「あげません」と言われ、もらえないことが繰り返されていたようなのです。そのときに先生に言われた言葉を繰り返して、彼は突然暴力を振るっていたというわけです。

これは昔から知られていることで、ＡＳＤのある子には反響言語（エコラリア）といって、こちらが言った言葉をそのまま繰り返すことがあります。反響言語には二つのタイプがあって、一つは今言った言葉をすぐにそのまま繰り返す、即時型の反響言語です。これは、言われた言葉の意味が分からないまま即座に繰り返すものです。ですから即時型の反響言語があるときには、こちらが今言ったことは理解できていないと判断して、別の言葉で言い換えたり、説明したりすることが必要です。

もう一つは遅延型の反響言語です。自分に向けて発せられた言葉をしばらくたってから繰り返します。反響言語によって「この子が学校で、先生に何を言われているか全部分かる」という保護者の方もいます。学校で先生から言われていることを家に帰ってからテープレコーダーで再生するように、そのまま繰り返すのです。ＡＳＤのある人の遅延型の反響言語は、ほとんどが自分が注意されたり叱責されたりした言葉の繰り返しです。注意や叱責がトラウマとなって反響言語となり、子どもたちは家庭に帰ってから繰り返すのです。

ＰＴＳＤの場合もパニックになった原因がよみがえって、それに関する言葉を繰り返します。ＡＳＤのある子の場合も、遅延型の反響言語があるとき、つまり、その場で話したことでないことを繰り返して、しかもそれが注意や叱責の言葉だったら、その子はその言葉がトラウマになっているのだと考える必要があります。重度の知的障害とＡＳＤのある子になると、その判断がつきにくいことはありますが、何がトラウマになっているかの重要な判断基準の一つになります。

繰り返された言葉が、その子どもの心に大きな影響を与えるのだととらえ、同じことを伝えるにしても別の穏やかな表現に変えてあげることが大切です。

学校の先生方は脅威を感じることかもしれません。自分の受け持った子どもに向けて発した言葉が、何年も後に遅延型の反響言語として繰り返されることもあるのです。

突然のパニック以外の症状としては、怖い体験の夢を繰り返しみる、トラウマ体験を思わせる遊びや話を繰り返して、そのことに異常に没頭したり興奮したりする、といったものもあります。

子どもにみられる回避症状

回避症状は、そのことを避けるということで、解離に近いといえますが、症状としては表情がなくなってぼーっとした状態をいいます。それは、トラウマの記憶が頭に入らないようにするためだと考えられます。単に、何も考えていない、思考の活動が停止してしまっているとか、あるいは、注意散漫ととらえられがちですが、そうではありません。

もちろん、子どもですからぼーっとしているというのはだれにでもよくあることです。ただし、そのときまるで表情がない、あるいは普段よくしゃべっている子が急に黙ってしまうなど、細かく観察していれば回避症状は発見が可能です。ですから、表情がなく、ぼーっとしている子がいたら、もしかしたらどこかでトラウマ体験がないか、と考えてもらいたいと思います。

ＡＤＨＤの症状だと思っていたことが、そうではなく違った原因によることと理解することは、その子にとって大きな意味を持ちます。単純に薬を飲めば改善されるわけではないことに気づいてあげられるからです。

その他の症状として、積極的な行動をしていた子が急に引っ込み思案になる、全体的に活動性が低下し、食事など日常の基本的な行動もとらなくなってしまう、というものがあげられます。

「認知・気分の変容（＝陰性気分＋解離）」については、「解離」の項で詳しく説明します。

子どもにみられる覚醒レベルの亢進症状

「覚醒・反応性の変容」において、特に子どもに見られるのは覚醒レベルの亢進です。具体的には、夜あまり寝ない、何かに対してびくびくしている、ちょっとしたことでも「わあっ」と驚いてしまう、落ち着きがない、イライラする、記憶力や集中力の低下、課題に集中できない、といったことです。

特に「記憶力や集中力の低下、課題への集中が困難でできない」について、急に症状があらわれてきた場合は要注意です。

象徴的なのは女子のケースで、発達障害の有無にかかわらず小学校高学年以上の女の子が、それまで特に問題がなかったのに、学習への取り組みなどに急に集中できなくなった場合、最初に考えられるのは性的虐待を受けているのではないかということです。こうしたケースは本人から語られにくいことから、なかなか表面化してきません。

解離

心的外傷後ストレス障害の症状のうち「認知・気分の変容（＝陰性気分＋解離）」の「解離」

は、決して少なくはないのに気づかれないことが多いため、少し詳しく説明します。

自分の心のコントロールを行う主体が自分から離れてしまっている状態が「解離」です。心と体のコントロールが自分ではできなくなってしまっている、自分の意識が、自分から離れて自分とは違う意識になっている、という状態です。

それは、自己統合が破綻《はたん》してしまっている状況における心理的防衛機制の一つといわれています。これ以上自分の抱えている心の問題に直面したら心がバラバラになってしまう、ということから心の破綻から自分を守るためにこのような状態になるのだと考えられています。解離の原因として長期間にわたり対処できない状態が続いている、ストレッサーの存在がその背景としてあげられます。

トラウマにはタイプⅠ、タイプⅡの二つのタイプがあります。タイプⅠは災害や事故など一度きりのトラブルによるもので、タイプⅡは繰り返し長期間続くトラウマです。タイプⅡには、心に与える影響が大きなものがあります。

大きな災害が起こって被災した子どもがいても、その子が被災前も精神的に健康であればPTSDについては心配する必要はありません。一時的にPTSD的な症状をあらわすことがあっても、それは本来の意味のPTSDとは違い、急性ストレス障害で、一か月ほどで自然に

人格の交替・多重人格
健忘・全生活史健忘
遁走《とんそう》（フーグ）
・突然、生活の場からいなくなる（失踪・「蒸発」）
・健忘を伴う
離人感
現実感消失
もうろう状態
昏迷
・自発性の欠如、日常活動をまったく行わなくなる

図19　解離の症状

落ち着きます。

解離の原因となるストレッサーの、その代表は虐待といじめです。どちらもタイプⅡのPTSDといえます。

解離の症状

解離の症状を図19にまとめました。解離の症状で一番典型的なのは人格の交替で、多重人格といわれるものです。

かなり以前に私が経験した事例を紹介します。中学二年生の女の子でしたが、彼女は学校でいじめにあっていました。そのことについては、先生にも親にも相談していました。学校の先生はいじめているグループに注意はしていたのですが、本人に対しては、保護者と共に「負

けるな、そんないじめに負けちゃいけない、強くなれ」と叱咤激励して登校させていました。

そんな状態が長く続いたある日突然、彼女は授業中にすくっと立ち上がって、大声でまわりの子どもたちを罵倒し始めたのです。「てめえら、バカヤロー」などと普段の彼女からは想像もつかないような言葉で、クラスのみんなを罵《ののし》ったのです。明らかにそれまでとは別の人格に変わってしまっていました。救急車が呼ばれ、私の病院に搬送されてきたのです。

今は、いじめられている子に「いじめに負けるな」などという対応をすることはないと思いますが、どう考えても、そのときの対応は間違っていました。いじめられた子を頑張らせてどうするのかと、今でも私は強く思います。いじめ自体をなくさない限り、問題の解決にはならないのです。

健忘も起こります。「全生活史健忘」というのは自分に関するすべてのことを忘れてしまう、いわゆる記憶喪失です。ある日、突然姿を消してしまい、まったく知らない土地で暮らし始める、自分自身もどこのだれだか分からないという状況です。

遁走《とんそう》（フーグ）（DSM-5では、解離性健忘に統合）は、耐えられない問題に向き合わなければならない状況が続き、意識して逃げたわけではないのですが、突然いつもいる場所からいなくなり、気がついたら別の場所にいて「今、なぜここにいるのか自分でも分からない」という状況です。いろいろ避けられない葛藤があって、でも、どうしてよいか分からなくて、どうしようかと思っているうちに、いつもの場所からいなくなってしまう。職場の同僚が出勤していないことを疑問に思い、探してみたら一週間後に北海道の知床の山に登っていた、という話を聞いたことがあります。

離人感はもうろう状態、意識がはっきりしないことです。昏迷はまったく動かなくなって、何もしなくなってしまうことです。

解離症群

解離症群とは、解離と診断名がついた状態で、三つに分類されます。

一つは、解離性同一症、先ほど説明した多重人格です。

二つめは、解離性健忘で、いろいろなことが思い出せない。その中でも全生活史健忘は自分に関するすべてのことを忘れてしまうけれど、他のことは覚えています。二〇一一年三月十一日に大きな地震が起きた、という社会的出来事などは覚えている。通常の脳障害による記憶障害ではなく、ある記憶だけが選択的に思い出せなくなっている状態です。

三つめは、離人感・現実感消失症。これは、自分でやっていることなのに、そんな気がしない、あるいはやっている自分をもう一人の自分が俯瞰している感覚になることです。正常でも時としてこのような感覚になることはあると思います。現実感消失は、生き生きした感覚がなくなってしまうことです。たとえば実際に富士山に登っているのに、目にしている景色は、テレビや絵ハガキで見ているような感覚で現実感がない。実際にその場にいるのに現実感がない状態です。これらを離人感、あるいは離人現実感消失症といいます。

解離を疑わせる子どもの状態

解離について特に子どもたちに見られる症状について紹介していきます。といっても、子どもたちに見られる状態は、必ずしも医学の教科書的な典型的症状を見せることはなく、多岐にわたります（図20参照）。

まず、トラウマの状態を自分で覚えていないというもの。ぼーっとしてしまっていることもよくあります。急に人が変わったようになる、知っているはずのことを思い出せない、時間経過が混乱する、一週間前のことなのに、昨日あるいは半年前であるなど、時間の流れが分からなくなってしまう症状もあります。精神的な退行や、何度言っても覚えられないということも起きます。

・外傷体験を覚えていないか否定する
・ぼーっとしたり、白昼夢にふける
・急に人が変わったようになる
・知っているはずのことを思い出せない
・時間経過が混乱する
・できることや好みが大きく変動する
・精神的退行がみられる
・注意・指導から学べない
・自分がしたことを認めず、嘘を繰り返す
・自分に起こったことを、他の子に起こったことと言い張る

図20　解離を疑わせる子どもの状態1

また、自分がしたことを認めず、ウソを繰り返す、ということもあります。この場合のウソは作話ともとれますが、実際に、本人もそう思い込んでしまっていることがよくあります。

『思い出のマーニー』というイギリスの児童文学が、日本でもスタジオジブリによってアニメ映画化されました。主人公は、マーニーという友だちと仲良くなりますが、実は彼女は実在していなかったというお話です。空想上のマーニーという友だちのおかげで、主人公が精神的破綻を免れるというストーリーです。これは明らかな解離で、心理的防衛機制といえます。

知人の精神科医から聞いた事例を紹介します。小学校六年生の男の子で、五年生のころからかなりのいじめにあっていて不登校気味になっていま

・身体的な訴えが次々に変わる
・説明のつかないケガをしたり、自傷が見られる
・自分自身に話しかけてくる声が聞こえると言う
・はっきりとしたイメージの空想上の友達がいる
・激しいかんしゃくを起こす
・夢遊病の状態を示す
・お化けが出たなど、夜間に通常ではない体験が生じる
・違った声音での独り言が多い
・２人以上の明らかに異なった人格がいる
・年齢にふさわしくない性的行動をしようとする

図 21　解離を疑わせる子どもの状態 2

した。それでも病院に通い、休みを挟みながらも、どうにか登校を続けていたそうです。

その子が六年生になった一学期の終わりに、主治医に対し「オレは大丈夫になってきた」と言ったそうです。医師が「どうして？」と尋ねると、ほかにもいじめられている子がいたので「いじめられーず」というグループを作って一緒に遊んだりしているのだ、と言うのです。それでなんとか頑張れていると。数年たってその子が中学を卒業するころ「いじめられーず」は実際には存在せず、その子の空想だったことが分かったそうです。

その医師には迫真性をもってそれが伝えられ、まったく疑わなかったとのことですが、そのことによって心の状態が穏やかに保たれるの

であれば、たとえ空想だと分かったとしてもそれを壊してはいけません。

いずれにせよPTSDにおける解離の症状は子どもの場合、教科書的な形ではあらわれないことが多く、それをふまえた意識、視点で観察しないと本質を見誤ることがあるので注意が必要です。

これらの状況を「図21　解離を疑わせる子どもの状態2」にまとめました。

複雑性心的外傷後ストレス障害（complex PTSD）

複雑性心的外傷後ストレス障害（complex PTSD）とは、PTSDの状態に感情の調整が困難とか非常に否定的な自己感、いろいろな人との関係性が保てないというような状態を伴うものをいいます。

逃れることができない著しい恐怖を感じる出来事を長期間、繰り返し体験するとなりやすいといわれています。その原因は何かというと、まず子ども虐待があげられます。そのほか、拷問、奴隷、大量虐殺などです。これらは日本にはありませんが、外国ではまだ存在する国があります。単なるPTSDではなく、その人の人格そのものがいろいろな影響を受けてしまう。子どもの場合、人格形成そのものに影響を受けてしまいます。

発達性トラウマ障害

トラウマ体験を受け続けて成長すると、単なるＰＴＳＤではなく他の問題を持つようになるといわれています。感情や身体機能のコントロールがうまくできない。気持ちのムラが大きい、感情の動揺が激しい。注意や行動のコントロールができない、常にびくびくしていたり、危険に無頓着だったり、自己や関係性のコントロールができない、非常に自己否定感が強かったり、無力感だったり、人との対人距離がつかめなかったり、虐待を受けてきた子どもたちにこういったものがみられます。それが発達性トラウマ障害といわれています。まだ正式には精神疾患の分類としては認められていません。二〇一三年のＤＳＭ‐５に入るといわれていたのですが、検討が必要とされました。

第6章

愛着形成の問題は、なぜ、心の発達に影響を与えるのか

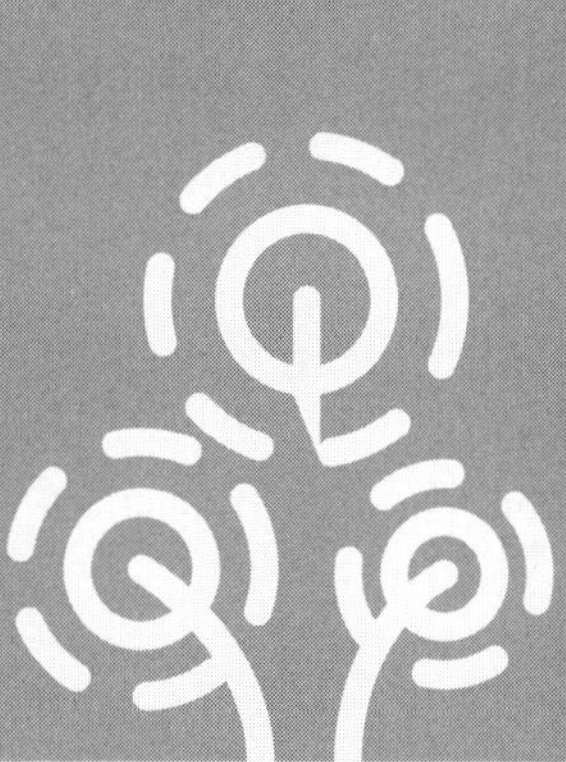

乳児期（〇〜一歳）の発達課題

本章では、愛着形成の問題がなぜ心の発達に影響を与えるのかについて、乳児期、幼児期、学童期、青年期のそれぞれの年代の発達課題を中心に考えていきます。

乳児期には、自分は絶対的に守られ受け入れられているといったような、基本的信頼感を得ることができる体験が大切になります。お腹が空けばミルクをもらえるし、おむつが濡れて不快であれば、泣いていたらいつの間にか交換してもらえるという経験です。なぜか分からないけれど、泣いているといつの間にか希望がかなえられていた、そのような経験が繰り返されることにより基本的信頼感は形成されます。

それが、泣いても泣いてもミルクがもらえない、ずっと空腹のままでいつの間にか寝てしまった。おむつが濡れていても、いつまでも替えてもらえずそのままで、それどころかなぜか急に体を揺さぶられたり、叩かれて痛みを感じたり、このようなことが繰り返されると、赤ちゃんは常におびえた状態になってしまいます。次に何が起こるのか、いつでもびくびくしてしまいます。物事を論理的に思考することができるようになる以前、幼ければ幼いほど、動物的な反応としてそのような状態になっていきます。

自然界の動物は、こちらがやさしい声を出しても絶対に気を許しません。警戒して、ちょっとでも近づこうものならさっと逃げてしまいます。乳児期に絶対的安心感・安全感から遠ざかり、基本的信頼感が得られなかった子どもも同様で、常に警戒心いっぱいの状態になってしまいます。

この時期は、絶対的に守られ、受け入れられているという基本的信頼感を得るための、生物的欲求、本能的欲求が充足され、かつ一方的攻撃性にさらされないという対応の基本、身体的な不快感（空腹、痛みなど）への速やかな対応、抱っこや穏やかに話しかけるという対応が重要となります。

幼児期（二〜六歳）の発達課題

幼児期は前半（二〜三歳）は自律性、後半（四〜六歳）は自発性が芽生える時期です。自律性というのは自分の体をコントロールしているという思いです。

二歳くらいになると、親からの子どもに対するしつけが始まります。しつけは子どもにとっては、自分が自由にやってきたことへの制限ですが、それでも子どもたちが喜んでそれを受け入れるのは、言われたとおりにやるとお母さんが喜ぶ、あるいはほめてくれる、それ以上に自分で自分の体を動かせた、コントロールできたことへの達成感が得られるからです。

自発性とは、やらされているのではなく、自分でやろうと思ってやったということです。周囲に見守られている中で、自発的行動が保障されているという体験は大きな意味を持ちます。三歳から四歳にかけて、子どもは絶対できないはずのことをやるんだと主張するようになります。

たとえば「一人でペットボトルからコップに水を注ぐ」と主張して、お母さんから「こぼすからやめなさい、ママがやってあげる」と言われますが、それでも「（自分で）やるやる」と言ってきかないわけです。「じゃあ、もう勝手にしなさい」となって、自分一人でやってみて、結局こぼしてしまって「ほら、言ったじゃない」という結果になる。このとき、こぼしたことよりも「半分入れられた」ということのほうを認めてあげられればいいのです。

毎日の生活すべてが注意と叱責であふれていてはいけません。たいていの親は子どもの自律性や自発性をある程度尊重してあげられても、それほどじっくりとは待ってあげられないものです。ですから、こちら側から少しだけ手助けしたり、注意してあげたりすることがあってもよいでしょう。大切なことは、自発的行動に対する見守りと適切な賞賛と修正です。笑顔で待って、状況に応じてさりげなく親が手伝ってあげて、できたところをほめてあげる姿勢、子どもの反抗に対する受け流し、これらがこの時期の対応として大切なことです。

自律性、自発性が十分に尊重されると、なんでも自分でやってみよう、やってないことにも取り組もうという気持ちが育まれていきます。自律性、自発性が適切に体験されていないと、初めてのことやうまくできないと思ったことはやらない、やりたいと思わないようになってしまいます。

学童期（七〜十二歳）の発達課題

この時期は、発達課題は勤勉性・生産性・集団体験といって、分からなかったことが分かった、できなかったことができた、そんな楽しさの体験、また家族以外の集団で活動することの体験が大切となる年代です。

幼稚園・保育所を卒園したときはほとんどの子どもはみんな、小学校へ行くのがうれしくてしかたがありません。ランドセルや机を買ってもらい、もうすぐ学校へ行ってお勉強するんだ、とうれしさではちきれんばかりの笑顔になって入学式に出かけていきます。そして六年後に見事に勉強嫌いになって戻ってくるわけですが……。

学校というところは子どもを勉強を嫌いにするところなのかもしれません。学校だけの責任とは限りませんが。

子どもたちは基本的に勉強は好きなのです。分からなかったことが分かった、できなかったことができたというのはだれでもうれしいことです。

なぜ、学校がいやな場所に変わっていくかというと、人と比較され、できたところをほめられるよりも、できないところを指摘されることのほうが多いからです。そして常に、次へ、次へ、次へと追われていきます。これが続くと子どもによっては、だんだんやる気がなくなっていくのです。

来年（二〇二〇年）、東京オリンピックがありますが、日本の多くのアスリートが外国でトレーニングを積んでいます。外国人コーチにトレーニングを受けたアスリートが「日本と全然違う、コーチやトレーナーが選手にかける言葉が違う」と言っているのを聞いたことがあります。どう違うかというと、外国のコーチは選手を無茶苦茶ほめるというのです。

「それ、いいね。それ、すごいね。ここまでできたね」などというように。

だいぶ変わってきたかもしれませんが、日本のコーチは「まだだめ、まだだめ。もう少し」としか言わずに、選手を追い込んでいくことがまだまだ多いようです。日本人の国民性もあるのかもしれませんが、外国へ行くとみんなのびのびできるというわけです。

学童期の児童も同様で、何かができた楽しさを体験させてあげることが大切なのです。この時期の発達課題への対応として、子どもの能力レベル、情緒レベルにあった要求・課題の提供、達成できた部分への賞賛、友人と遊ぶ時間の保障（自由な時間の確保）が大切なこととなります。

青年期（十三～二二歳）の発達課題

青年期は、自己同一性、いわゆるアイデンティティが芽生え、発達する時期です。アイデンティティとは「自分に関するあらゆる属性の総体としての自分」と表現できます。

あらゆる属性とは、たとえば私の場合で言えば、国籍は日本人で茨城県民、つくば市民で性別は男性で、職業は小児科医・大学教員、家族の中では父親であり夫であり、ということになります。親もいますので、親から見れば子どもであり、息子であり長男……ということになります。だれしもそういう属性を持っています。

その全部が自分、私だという感覚。これが自己同一性、アイデンティティです。普段の生活の中では、そういうことを意識はしていません。それは、逆にアイデンティティがしっかりしているからなのです。しかし、アイデンティティが揺らいでくると、常にそのことばかりを意識するようになるのです。

たとえば小学校の担任をして、クラスのまとまりもよく、比較的子どもたちは言うことを聞いてくれる。たまにはトラブルもあるけれど、ちゃんと説明すればみんな分かってくれる、そんな状況でその先生は教師としての自分の適性について無意識に自信を持っている。このとき、この先生の職業同一性は高いといえます。

ところが教室に生徒が三六人いて、授業を聞いているのは前の席の四人だけ。あとの三二人はめいめい勝手なことをしていたり、教室を出ていったりする。注意をすれば「うるせえ」と返される。「運動会、みんなで頑張ろう」と言っても、クラスのほとんどが反応しなかったり、無視したりすることがあるかもしれません。

保護者からも上司からも苦言を呈され、自分は教師に向いていないのではないかと常に悩んでいるような先生は、自分が小学校の教師であることが頭から離れずにいて、しかもそのことで精神的に非常に不安定な状態に置かれている。この先生の職業同一性、アイデンティティは不安定で、拡散してしまっている、ということになります。

十三歳以降になると、物事を客観的にみることができるようになり、自分のことも客観視できるようになります。自分と他者を冷静に比較できるようになるので、自分はかつて自分が思っていたほどいろいろなことができるわけではない、と冷静に本当の自分の状況を判断することができるようになります。同時に自分とは何だろう、できることは何だろう、何をしていくのだろう、という意識が急速に高まっていく時期で、自己同一性が大きな課題となってくるわけです。

青年期の発達課題の対応の基本としては、同世代の文化体験の保障、多様な体験の保障、支えられている実感の保障が大切です。

以上、それぞれの年代の発達課題について述べてきましたが、それらを保証する環境には共通して何が必須かというと、適切な親子関係、家庭・家族関係だということが理解できると思います。特に、乳幼児期においてはそれが顕著です。

さらに生活環境、社会環境もとても大切な要素となります。たとえば、内戦のように政情が不安定な国では、毎日どうやって生き延びるかで精いっぱいなので、発達の課題に目を向ける余裕はほとんどなくなってしまうでしょう。

適切な家族関係、親子関係の中で特に大切なことは親と子の絆、そして適切な愛着です。トラウマを持っている、あるいは愛着形成がうまくいかず課題を抱えている子どもたちは、それぞれの段階で発達課題の適切な体験を経験せずに、その場その場をうまく切り抜けるだけのことを考えてしまうのです。

叩かれないためにどうするか、非難されないような態度についてであるとか、とにかく毎日をなんとか生き延びるためのその場しのぎの学習を積み重ねることになります。

基本的信頼感を得ることなく、まわりをまったく信用できない、やらされている感、不満ばかりがたまっていきます。知らないことを知ることができた喜び、できなかったことができたという前向きで建設的な達成感ではなく、人を出し抜いてうまくやったとか、お金を出さないで欲しいものを手に入れたとか、そういう間違った達成感ばかりを持ってしまいがちです。

この結果、同年代の子どもたちと一緒に行動する楽しさを求めず、一人でいれば安全、一人のほうが安心といったような安定感を求めるようになります。一方で、一人でいることの不安感も生じるという、矛盾する感情も生じてきます。このような状況で、その子の心が健全になるはずはありません。愛着の障害が、子どもの心の発達に影響を与えるこれらの流れについて、ぜひ理解しておいてください。

「豊かな心のもととなるもの」と「豊かな心のもととなるものの破壊」について、図22にまとめましたので参考にしてもらいたいと思います

豊かな心のもととなるもの

発達課題の適切な体験

・基本的信頼感
・自律感
・自発性
・達成感（生産性）
・集団の楽しさ、安心感

発達課題体験を保証する環境

・適度な親子関係……親と子の絆《きずな》：愛着
・適切な生活環境と社会環境

豊かな心のもととなるものの破壊

発達課題の適切な体験ではなく、生き延びるための経験・学習の連続

・基本的信頼感 → 信用できない
・自律感 → 不全感
・自発性 → 不満
・達成感（生産性） → 誤った達成感
・集団の楽しさ、安心感 → １人の安心感と不安感

発達課題体験が保証されない環境

・不適切な親子関係……愛着形成不全
・不適切な生活環境と社会環境

図 22 「豊かな心のもととなるもの」と「豊かな心のもととなるものの破壊」

さいごに――適切な親子の関係とは

「適切な親子の関係」について小学校四年生が書いた作文と一冊の絵本から考えていきます。まず、前述した作文教育の第一人者である宮川俊彦先生の著書「心が壊れる子どもたち」（講談社）の中から、小学校四年生の子どもの作文の一節を紹介します。

「毎日決まった時間になると学校に行きます。そしていっぱいのお友だちにかこまれ、楽しく一日をすごします。授業もふつうです。そして、だいたい決まった時間になると帰ってきて、少し休んでから塾に行きます。そこには友だちがいます。先生も楽しいです。七時ちょっとすぎに帰ってきます。お父さんもお母さんも明るいし、私のことを大切にしてくれます。文句ない毎日だと思います」

と書き、そして、

「でもふとこれが生きているってことかなと思って不安になってきます。死んじゃったら、と思うことも多くなりました」

と続けます。

強烈ですね。大人からすれば何の文句もない、普通のどこにでもありそうな一般的な家庭だと思えるのですが、作者である小学四年のこの子は家庭における日常に対して、何かものたりなさを感じているのだと思います。

これが第三章の「自分を優先させる保護者」でも触れた、与えるばかりの親子関係の結果なのです。親の側は満足しているけれど、子どもはものたりなさを感じている。そして、そのことに親はまるで気づいていない。

この子のお母さんは作文の内容を宮川先生に告げられると「うちの子は感動が足りないのですね」というように言って、何か感動を感じさせることを考えます。でも、それでは何も変わりません。

この子が欲しているのはそういうことではなくて、お父さんやお母さんと一緒に、そのへんに一緒にゴロゴロしながら過ごすような時間だと私は思うのです。

次に、『くまのコールテンくん』（ドン・フリーマン作、まつおかきょうこ訳　偕成社）という絵本を紹介します。デパートのおもちゃ売り場にボタンが取れているくまの人形（主人公のコールテンくん）が売られていました。他のおもちゃや人形が次々と売れていく中で、コールテンくんはなかなか手にとってもらえないのです。そんなある日、リサという女の子が自分を買ってくれようとしたのですが、ボタンがとれている人形なんてダメ、他の人形にしましょうと母親に言われてしまいます。そのやりとりを聞いていたコールテンくんは、その日の夜、ボタンを探しにデパート中を歩き回りますが、それでも自分のボタンは見つかりませんでした。しかし翌日、リサは自分の貯金を崩してコールテンくんを買いに来てくれるのです。うれしそうなコールテンくん。家に帰ったその日の夜、リサはボタンが取れていてもいいと言っていたコールテンくんに、ボタンをつけてあげるのです。「あたし、あなたのこと　このままでもすきだけど、でも、ひもが　ずりおちてくるのは、　きもちわるいでしょ」と話しかけながら。

ボタンをつけてあげるのは、自分が嫌だからではない、くまのコールテンくんのためだと言うのです。コールテンくん自身がきもちわるいと思うから、私がボタンをつけてあげると言うのです。読者の子どもたちは、リサの言葉にふれると、ボタンの取れた主人公コールテンくんに自分の姿や気持ちを重ねているように思います。

この絵本が、日本でも出版されて四〇年以上たちますが、今でも子どもたちにとても人気があります。

この絵本から発せられるメッセージは、子どもは自分のプラスもマイナスも含めて、丸ごと受け止めてもらえるという体験が絶対的に必要だということです。

「適切な親子の関係」とは、子どもは自分のよいところも悪いところも、丸ごと受けとめてもらえる体験ができるような関係なのです。

著者紹介

宮本信也（みやもと　しんや）

白百合女子大学発達心理学科教授・小児科医

青森県弘前市出身。金沢大学医学部卒業。医学博士。自治医科大学小児科入局、同助手、講師を経て、筑波大学心身障害学系助教授、教授、附属聴覚特別支援学校校長、附属特別支援教育研究センター長、副学長を経て、2018年4月より現職。専門は、発達行動小児科学。子ども虐待への対応、ASDへの対応、小児心身症への対応を中心に臨床研究活動を展開。趣味は、山歩きと各地の銘酒巡り。主な著書・論文は、「十人十色なカエルの子―特別なやり方が必要な子どもたちの理解のために」（医学解説、東京書籍）、「学習障害のある子どもを支援する」（編集、日本評論社）、「LD学習症（学習障害）の本」（監修、主婦の友社）　など多数。

LD協会・知識の森シリーズ3

愛着障害とは何か　親と子のこころのつながりから考える

発行日　2020年01月20日　初版第1刷（3,000部）

著　者　宮本信也

発　行　神奈川LD協会（公益社団法人神奈川学習障害教育研究協会）
〒226-0025
神奈川県横浜市緑区十日市場町801-8　東館2階
TEL 045-984-7910　FAX 045-981-5054
http://www.246.ne.jp/~kanald/
e-mail：kanald@246.ne.jp

発　売　エンパワメント研究所
〒176-0011　東京都練馬区豊玉上2-24-1　スペース96内
TEL 03-3991-9600　FAX 03-3991-9634
https://www.space96.com
e-mail：qwk01077@nifty.com

編集・制作　池田正孝（池田企画）
デザイン　タクトデザイン
カバーイラスト　葉祥明
印　刷　シナノ印刷
ISBN978-4-907576-54-7 C3036